谨以本书向广东省中医院九十周年院庆献礼！

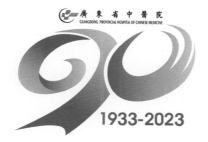

# 蔡炳勤周围血管病治验

## ——介入与中医并进

主　编　刘文导　刘　明

**副主编**　郝淑芳

全国百佳图书出版单位
中国中医药出版社
·北京·

**图书在版编目（CIP）数据**

蔡炳勤周围血管病治验：介入与中医并进 / 刘文导，
刘明主编 . —北京：中国中医药出版社，2023.12
ISBN 978-7-5132-8462-2

Ⅰ . ①蔡…　Ⅱ . ①刘… ②刘…　Ⅲ . ①血管疾病—
中西医结合—诊疗　Ⅳ . ① R543

中国国家版本馆 CIP 数据核字（2023）第 187891 号

中国中医药出版社出版

北京经济技术开发区科创十三街 31 号院二区 8 号楼
邮政编码　100176
传真　010-64405721
天津图文方嘉印刷有限公司印刷
各地新华书店经销

开本 787×1092　1/16　印张 12　字数 250 千字
2023 年 12 月第 1 版　2023 年 12 月第 1 次印刷
书号　ISBN 978-7-5132-8462-2

定价　98.00 元
网址　www.cptcm.com

服 务 热 线　010-64405510
购 书 热 线　010-89535836
维 权 打 假　010-64405753

微信服务号　zgzyycbs
微商城网址　https://kdt.im/LIdUGr
官 方 微 博　http://e.weibo.com/cptcm
天猫旗舰店网址　https://zgzyycbs.tmall.com

如有印装质量问题请与本社出版部联系（010-64405510）

# —— 李 序 ——

通览全书留下深刻的印象，这是一部奇书，估计从来没有学者编写过这样的著作！从内行中的外行（我们是介入的内行而对中医不过是管窥而已）的角度看内容不乏新奇之见。介入治疗往往重视局部手术是否成功，对术前术后的患者整体状态和中长期疗效关注不足，有时候也无能为力。但中医药治疗的长处正是通过整体观的角度辨证施治，使患者状态获得全面的改善，进一步提高和巩固介入治疗的成果。

阅读本书对我们而言就是一个学习的过程，中医学的理论和临床知识不是一下能看懂的。一些名词我们闻所未闻，一些生僻字让我们进入小学生的状态，但是不要紧，同行总有相通之处。至少让我们知道，很多在西医临床上棘手的问题和患者虚弱的机体状况，中医是有办法的，而且不是虚谈，真有帮助。日常听到"中西医结合"的说法，一般会认为是说说而已，读了这本书感觉"结合"并非虚妄，而是可能的。具体是一个医生既会中医也会西医的结合，还是二者医生的志同道合就看条件了。

本书的另一个特点是有理论阐述，也有案例展示，兼具中西医风范。手术过程、中医辨证和处方详细列出，有图有真相。尽管二位资深主编主要负责指导整体的编写，并不具体写作，也是难能可贵。可喜的是诸位年轻的作者们很好地完成了写作任务，"中西医结合"的继承人已显山露水。希望再接再厉！打油诗一首完成所托任务。

蔡常资深中西医，不遗余力带徒弟，成就奇书传业界，功莫大焉存伟迹！

2023 年 10 月

　　广东省中医院介入科在蔡炳勤教授、常钢教授的带领下，不断探索介入治疗与中医药的相互融合，走出专科特色的中西医结合道路。在十几年的反复碰撞与实践下，凝成了周围血管病蔡炳勤教授中医诊治与常钢教授介入治疗的心血之作《蔡炳勤周围血管病治验——介入与中医并进》。

　　详读书稿，内心感触颇深，书稿结构合理，深入浅出，引人入胜。开篇系统总结了蔡炳勤教授56年周围血管疾病中西医结合诊治的学术思想及经验，其核心临证理念中的"中医手术观"——"祛邪为匡正，邪去更扶正"，更是创新地把介入治疗看作是中医活血祛瘀法的延伸，也是中医外治的一种手段。"古今手术，祛邪匡正；中西合参，救死扶伤。"血管病治疗与时俱进，一方面充分发挥介入的优势，一方面积极开展围介入期的中医辨治，介入与中医并进，为患者提供最佳的中西医结合诊治方案。而后从临床一线工作的角度，刘文导教授对常见的周围血管疾病（如下肢动脉硬化闭塞症、下肢静脉曲张及下肢深静脉血栓等），从发病机制、流行病学情况、危险因素、治疗现状及进展等各方面给予详尽的介绍。该书"窥一斑而知全豹"地为读者梳理广东省中医院介入科对周围血管疾病诊治中西医结合之路。最后的周围血管病中西医结合医案集萃，提供了30个经典病例，涵盖了常见的下肢动脉硬化闭塞症、糖尿病足、下肢静脉曲张、下肢深静脉血栓、下肢动脉支架内再狭窄等。更紧跟介入治疗的前沿技术与器械，从内膜下成形术到逆穿技术、真腔成形术，以及药物涂层球囊、仿生支架、流变血栓清除术、曲张静脉热消融等；从基础到前沿，充分展示介入治疗的多样性及有效性；更难得的是对介入治疗并发症如下肢动脉成形术栓子脱落等棘手问题进行回顾与分析，从中西医结合治疗的角度提供新思路。总体而言，这30个病例内容详细，从临床资料介绍到诊治经过，中医辨证、理法方药层层递进，对每个方药进行了方义药解，最后中医辨证思路剖析，介入治疗规范，配图详实，图文并茂。

　　本书融合蔡炳勤教授在周围血管病宝贵的中医诊疗经验与现代西医介入治疗的精华，以中医与介入结合并进，以使患者最大获益。每一名周围血管疾病治疗从业人员都应无问西东，学贯中西，为人类健康而践行使命。故此，这是一本值得我们认真研读和借鉴的书籍。

2023 年 10 月

# 常 序

到中医院工作一晃 20 多年了，一直想在中西医结合方面做点儿工作，一来中医知识太欠缺，二来忙于日常工作，到头来没什么可以拿得出手的东西。有赖于近 10 年来介入血管专科方面进展较顺利，也得益于科室人才梯队充实完善，写一部关于介入与中医辨证治疗书籍的事终于可以实施了，算是了却了一点儿心愿。

蔡炳勤教授是广东省名老中医，在中医血管病治疗方面有很深的造诣和独特的见地，能在本书中体现蔡教授的学术思想和治疗方案，实是血管介入的荣幸。我们在下肢血管介入技术方面积累了 10 余年的经验和技巧，在书中亦有充分记录。本书尽可能资料齐全，文笔客观、通俗，图文并茂，有良好的可读性。但愿这本书能给中医院的血管科、糖尿病科的医生有所帮助和收益，西医院从事血管方面的同道也可有点儿借鉴之处。

本书编写中我仅仅是给了一些原始想法，整个编写工作都是主编带领大家完成的。所以，在此写个序，给大家一点精神上的支持，谢谢大家的辛勤付出，谢谢院领导的大力支持。

常钢

2023 年 10 月

# 前言

　　周围血管病是指心脑血管以外的外周血管病，种类繁多，主要病理改变是狭窄、闭塞、扩张、破裂及静脉瓣膜关闭不全等，包括动脉、静脉及淋巴三个系统的疾病。其病变范围较广，临床常见疾病有血栓闭塞性脉管炎、下肢动脉硬化症、糖尿病足、脉管炎、静脉曲张、下肢深静脉血栓形成、动静脉瘘、原发性下肢深静脉瓣膜功能不全、丹毒等。中医关于周围血管病的治疗历史悠久，常归属于中医学"脱疽""血瘤""脉痹""筋瘤"等范畴，最早在《黄帝内经》中有关于脱疽病的记载。

　　周围血管病的治疗主要有中西药物治疗、手术治疗、介入腔内治疗等，随着周围血管病的现代临床诊治理念、手术器械及手术理念的不断进步，治疗方法日新月异。中药与西药治疗是基础和保障，传统的外科手术仍是临床一种重要的治疗手段，包括周围血管损伤需要进行的血管吻合和修补术、血管搭桥手术、静脉瓣膜修补术等，但存在着适应证范围窄、易产生手术并发症及术后再狭窄率高等问题。介入腔内治疗具有损伤小、并发症少和死亡率低、患者恢复快等优点，如经皮球囊导管血管成形术、腔内血管支架植放、动脉硬化斑块旋切、激光血管成形术、血管栓塞术等，已广泛应用于动脉扩张症、动脉阻塞性疾病、动静脉炎及部分静脉疾病的治疗，成为周围血管疾病的主流治疗手段。但是，介入腔内治疗也存在费用昂贵、术后再狭窄等问题。

　　我们秉承"以患者为中心"的工作理念，充分发挥中医的特色和优势，希望能够为患者提供安全、有效、快速、经济的最佳诊疗方案。蔡炳勤教授是我国早期的中医外科周围血管病专家之一，广东省名中医，岭南疡科中医学术流派代表性传承人，中西医结合外科专家，从事中医外科近六十年，外科经验丰富，其核心学术思想是"祛邪为匡正，邪去更扶正"的中医手术观。在中医手术观指导下，蔡炳勤教授提出"介入与中医并进"治疗周围血管疾病。介入是微创手术的一种，采用对身体最小的损伤来解决周围血管病中血管瘀阻的问题，符合中医学"祛邪不伤正"或"少伤正"理念。在中医理念的指导下，蔡炳勤教授认为可将介入治疗看作中医活血祛瘀法的延伸，作为中医外治法的一种手段。"古今手术，祛邪匡正；中西合参，救死扶伤"，血管病的治疗应与时俱进，一方面充分发挥介入治疗的优势，另一方面积极开展围介入期的中医辨治，方能为患者提供最佳的中西医结合诊治方案。

　　广东省中医院介入科是华南地区最早开展周围血管病介入治疗的科室之一，是首批具备周围血管病三、四级介入手术准入资格的科室之一，其周围血管病介入治疗水平得到业内同行的认可。2013年国家中医药管理局授批"名老中医药专家蔡炳勤中医传承工作室"建立，2016年顺利通过国家局的验收。10年来，我们坚持介入与中医并进，充分体现了广东省中医院"中医水平站在前沿，现代医学跟踪得上"的办院宗旨，以为患者提供最佳中西医结合诊疗方案，提高临床疗效，更好地服务岭南大众为临床最终目标。

本书分为三篇：第一篇介绍蔡炳勤教授治疗周围血管病的学术思想，脱疽、股肿、筋瘤、变应性血管炎等病的治疗经验，以及介入术后再狭窄的中医防治；第二篇总结常见周围血管病下肢动脉硬化闭塞症、下肢静脉曲张、下肢深静脉血栓的现代介入治疗进展；第三篇是周围血管病中西医结合医案集萃，选取的案例均为蔡炳勤教授指导下，采用介入腔内治疗与中医药结合治疗周围血管病的经典医案，通过案例分享，充分展示中医药与介入腔内治疗相融合治疗周围血管病的优势。

由于编者经验和水平所限，书中难免存在错漏和不足，恳请读者指正。

《蔡炳勤周围血管病治验——介入与中医并进》编委会

2023年8月

# 目 录

## 第一篇

学术思想与经验总结

# 第一章

# 蔡炳勤教授周围血管病学术思想与经验总结

　　蔡炳勤教授，广东汕头澄海人，1939 年 10 月出生，1958～1964 年就读于广州中医学院（现广州中医药大学）中医专业，1964 年开始在广东省中医院外科从事医疗教学科研工作，历任外科主任、大外科主任、外科教研室主任等职，现为广东省中医院教授、主任医师、大外科主任导师、师承博士生导师，中医外科学术带头人，广东省名中医，中西医结合外科专家，第三、四批全国老中医药专家学术经验继承工作指导老师，岭南疡科中医学术流派代表性传承人，广东省保健行业协会第一届岭南养生文化研究促进会首席顾问。曾任中国中医药学会外科专业委员会委员，中华中医药学会糖尿病学会常务委员，广东省中医药学会糖尿病专业委员会副主任委员，广东省基层医药学会中西医结合胃肠外科专业委员会第一届学术顾问，广东省基层医药学会中西医结合肝胆外科专业委员会第一届学术顾问等。

　　蔡炳勤教授从事中医外科医疗、教学与科研工作近六十年，对周围血管疾病、泌尿外科、乳腺外科、普通外科、肛肠、皮肤等传统中医外科领域造诣颇深，擅长脉管炎、糖尿病足、小腿慢性溃疡、动脉硬化闭塞症、破伤风等病的中医辨治，擅长肝胆胰腺外科、腹部外科、泌尿外科、甲状腺血管外科围手术期发热、咳嗽、便秘等常见并发症的中医治疗。

　　蔡炳勤教授是我国早期的中医外科周围血管病专家之一。20 世纪 60 年代，破伤风还是我国的疑难危重病，蔡教授参加中西医结合治疗破伤风，创造了广东省中医院破伤风零死亡率记录，得到全国同行专家认可。20 世纪 60 年代，蔡教授开展毛冬青治疗血栓闭塞性脉管炎，疗效显著，降低了截肢率，全国各地的脉管炎患者慕名而至。20 世纪 90 年代，蔡教授开始进行祛腐生肌系列疗法治疗糖尿病足慢性疮疡的临床与实验研究，取得较好的效果，降低了糖尿病足患者的截肢率，同时又缩短患者住院时间，减少医疗费用，许多东南亚侨胞慕名前来求治。蔡教授还主持、参与了国家中医药管理局、广东省中医药局、广州中医药大学多项课题的科研工作，获得多项科研成果奖。

蔡炳勤教授的核心学术思想是"中医手术观"，其核心理念为"祛邪为匡正，邪去更扶正"。这一理论溯源于《黄帝内经》之正邪离合、气一元论的"正邪观"。受《易经》古代哲学辩证思维启发，传承于明代外科正宗派陈实功，并以临床应用《伤寒论》经方为特色，逐渐形成了富含理、法、方、药的学术体系。

"以中医理念指导临床"是广东省名中医蔡炳勤教授50余年临床工作中坚持的一贯原则。中医手术观遵循中医基础理论的"整体观念"，外科手术自古就是中医外治法的一种，只有不断提高外科手术水平，才能提高中医外治的整体疗效。自古以来手术疗法在中医学中占有重要地位，且曾在一定历史时期处于世界前列。只是近百年来，由于清政府的闭关自守，中医外科手术衰退。而现代外科手术蓬勃发展，成为"西医"的标志重新进入中国，许多人就认为手术"姓西不姓中"，这其实是一种很大的误解。

在"中医手术观"的核心学术思想指导下，蔡教授提出，当代中医外科人当顺应历史发展的潮流，在不同民族医学间取长补短，并在中医外科领域探索出一条"以中医理念为指导思想，以现代手术为竞争手段，以中医治疗为临床特色"的学科发展之路。故而，他在肝胆、胰腺、泌尿、胃肠、肛肠、血管、甲状腺外科等专科中大力推进外科围手术期中医辨治，经过多年临床经验总结，提出"术后应激证""术后虚劳证"等创新性的新中医外科理念，对"术后咳嗽""术后便秘""术后发热""术后腹泻"等也有独特的辨治经验。

对周围血管疾病的诊疗，蔡炳勤教授主张"介入与中医并进"。当代临床中，周围血管病的治疗以介入为主要手段，介入治疗的主要目的是通畅血流。故蔡教授认为可将介入治疗看作是中医活血祛瘀法的延伸，也是中医外治的一种手段。"古今手术，祛邪匡正；中西合参，救死扶伤"，血管病治疗应与时俱进，一方面充分发挥介入的优势，一方面积极开展围介入期的中医辨治，为群众提供最佳的中西医结合诊治方案。蔡教授在周围血管病的诊治方面提出以下四个主要的学术观点。

# 一、因虚致瘀，疾病始终

蔡炳勤教授以传统中医经典理论为根基，在周围血管病中提出了"因虚致瘀"的观点。蔡教授认为：人体气血津液充沛，阴阳平衡，则脏腑功能协调，可维持正常生理功能。若任何内外因素致气血亏虚，气虚无力推动血行，则因虚致瘀，瘀久不散，气滞、血瘀、痰凝互结，阻于脏腑，致脏腑气机失调、功能紊乱而发病，临床可见不寐、呕吐、发热、便秘等；阻于皮肤经络，则络脉不通，肌肤失养，甚则局部溃烂坏死，这在周围血管病中尤为多见。在"因虚致瘀"理论的指导下，蔡教授提出在中医"脱疽"病的辨治中，血栓闭塞性脉管炎属"虚瘀证"，动脉硬化闭塞属"痰瘀证"，糖尿病足属"热瘀证"。治疗上以补虚立法，配合活血祛瘀通络诸法，标本兼治。对"股肿""臁疮"等静脉性疾病，认为主要因气虚而致水、湿、瘀互结而为病，治疗常以益气扶正、活血祛湿为法。"虚"与"瘀"是周围血管病主要的致病因素，故而以补虚立法，配合应用活血祛瘀药物是蔡炳勤教授辨治周围血管病的重要原则。

## 二、介入通瘀，中医辨治

介入是微创手术的一种，采用对身体最小的损伤来解决周围血管病中血管瘀阻的问题，符合中医学"祛邪不伤正"或"少伤正"理念。在中医理念的指导下，介入手术作为中医外治法的一种，是活血祛瘀治法的现代延伸；但是，介入手术和中医保守治疗如何选择？如何将中医药与介入手术更好地融合？如何让中医药发挥预防介入术后再狭窄的重要作用？这些都是需要关注与研究的问题。介入术后需常规使用抗凝和抗血小板药物。蔡教授认为，抗凝与抗血小板药与大量活血祛瘀中药的治疗目的相同，都是活血祛瘀，通过介入手段使得抗凝药直达病所，比内服药物更为直接。因此，在给予中医辨治内服汤药时，需减少活血药物的应用。另外，介入手术的创伤虽小，但介入操作在血管内进行，或多或少对血管内壁有损伤，所以使用柔筋缓急类中药可以保护受损血管，蔡教授常用芍药甘草汤。在以上基础上，再结合患者的病与证，整体辨治，同时兼顾脾胃、扶正固本。

## 三、传统外治，蚕食清创

良医不废外治，传统的中医外治法是中医外科不同于内科的优势及特色，其在周围血管病中的作用也十分突出。血管病常发生于四肢远端，中药外洗、药膏、药棉外用可使药物直达病所，达到药专效宏的效果。蔡教授创祛腐生肌系列疗法治疗糖尿病足，就是采用渴疽洗方外洗患处，再用祛腐生肌膏或祛腐生肌油纱外敷疮面以促进溃疡愈合，配合蚕食清创法处理疮面，可保住糖尿病足患者肢体。蚕食清创法即对疮面的坏死组织进行分期分批清除，有若蚕食桑叶，逐步侵吞，其优点在于保护新生肉芽组织，减少局部创伤[1]。另外，在周围血管病中常用的外用药还有土黄连液（功劳木外洗液）、入地金牛酊、四黄洗剂等。蔡炳勤教授认为岭南之地，因湿热气候影响，人们常疲劳多虚，外邪易侵而引发急症。对于外科急症，多考虑患者体质因素，主张微创为先，尽力减少人为的正气损耗。对于一些重症感染性疾病，如糖尿病足，为顾护正气，常用分步蚕食清创法，邪毒祛除后，从患者体质着手调理身体；对脱疽、臁疮患者，溃疡愈后亦主张用益气养血法扶正固本，预防复发。

## 四、验方新用，主用南药

蔡教授喜用经方治病，其治疗脱疽常用四妙勇安汤、四妙散、芍药甘草汤等，考虑现代临床用药规范，不能像古方那样采用单味药大剂量，就采用小方合并使用的原则，常将玉屏风散配合以上小方使用，以求扶正祛邪，攻补兼施。而且岭南地区道地药材有其特殊性，药食同源，岭南医家主张因地制宜，特别是南药外治用法，近百余年已形成独特的用药特色，如使用毛冬青外治脱疽病，入地金牛外治甲沟炎，海桐皮外治臁疮，马齿苋外洗治疗湿毒。同时还积累了许多药膳调理经验，如对于年老患者，虽发病时湿热症状明显，用药也不可过于寒凉，恐其伤正，注意配伍，常以五爪龙，兼顾祛湿与益气扶正。对于周围血管病术后体虚患者，食疗也是非常重要的一种调理方法，岭南清热祛湿药物中的土茯苓、木棉花、鸡蛋花等，也常作为煲汤食材。

综上所述，蔡炳勤教授在治疗周围血管病的近六十年中，以中医手术观为指导，以中医基础理论为基石，以中医思维指导临床，积极采用介入手术治疗解决血管病的难题，同时发扬中医药在围手术期、溃疡处理期的优势，逐渐形成介入与中医并进的治疗特色，为岭南大众提供周围血管病的优势诊疗方案。

☞ **参考文献**

[1] 黎建华，周毅平，钟镜锋，等.脉复生联合蚕食法治疗岭南地区脉管炎中医理论体系初探 [J].中国医药导报，2018，15（33）：118-121.

（刘　明　黄学阳　王建春　林鸿国）

效，五指毛桃益气兼祛湿之功，防风为疏风药，风能胜湿行气，白术可健脾燥湿，蔡教授常用苍术换白术，因苍术燥湿力更强，三药合用，既可益气行气、渗湿燥湿、利水调营卫，又可疏通体表经络，用治下肢静脉病，有益气和营、扶正固本之效。"活血"多用芍药甘草汤加减。芍药甘草汤源自张仲景《伤寒论》，具有酸甘化阴、缓急止痛之效。蔡教授主张赤芍、白芍同用，赤芍偏于活血、凉血，白芍重于养阴柔筋止痛，二药与甘草配伍可活血祛瘀，和营止痛。"利湿"多用四苓散加减。四苓散源自《丹溪心法》，方中白术可燥湿健脾；茯苓甘而淡，甘能补中，淡可渗湿；猪苓、泽泻利水祛湿，诸药合用可有效治疗下肢静脉性疾病所致的下肢肿胀、沉重。两个代表方均为活血、祛湿之平剂，因下肢静脉病病在经络，祛邪需稳中求胜，不可攻伐伤正。

益气、活血、利湿为治疗下肢静脉性疾病的总则，然又有兼证不同，故而加减用药亦有不同。益气常用的药物还有党参、太子参等。若阴虚重者，需益气而不伤阴，则选太子参，选黄芪时则配知母、黄柏同用。活血常用的药物还有当归、川芎、鸡血藤、益母草、牛膝、桃仁、红花、泽兰。若瘀血严重者，加水蛭、土鳖虫破血逐瘀。若迂曲静脉有结节，局部质韧，还可选用王不留行、鳖甲、海藻、牡蛎、浙贝软坚化痰、活血祛瘀。如溃疡渗出多、肿胀严重者需加强利湿，常用药物还有川萆薢、土茯苓、薏苡仁、虎杖、茵陈、海桐皮、豨莶草、仙鹤草、赤小豆、防己等。

若患者阳虚畏寒、四肢不温、脘腹冷痛等症明显，需加温阳之姜黄、附子、桂枝、细辛等，多采用阳和汤、麻黄附子细辛汤、苓桂术甘汤、黄芪桂枝五物汤加减。若下肢红肿热痛、大便干硬、尿黄、舌红、苔黄腻、脉滑数等热象明显，则需加清热利湿、凉血解毒之品，如金银花、连翘、蒲公英、野菊花、虎杖、黄柏、忍冬藤、栀子、地丁、牡丹皮、茜草、紫草、水牛角、玄参、生地黄等，可以五味消毒饮、四妙散、四妙勇安汤加减。若胀痛明显并伴有抽筋者，适当加用藤类药舒筋通络止痛，如海风藤、鸡血藤、忍冬藤、络石藤、木瓜、葛根等。若皮肤瘙痒者多用地肤子、白鲜皮、徐长卿、白蒺藜等以疏风解毒止痒。

从"湿瘀"证论治下肢静脉性疾病，体现了中医学"异病同治"，均以益气、活血、化湿法处理，却又暗含"同病异治"，同样的疾病因不同时期、不同兼症而采用不同的治则方药。如急性期湿热瘀结者，气虚不明显，治宜清热利湿、活血化瘀，后期气虚重或阳虚渐显者，需益气温阳，活血利湿。可谓"治则为纲，变化无穷"，深化了"因虚致瘀"的理论内涵。

## 二、臁疮、筋瘤的外治法经验总结

下肢静脉性疾病发病多为足靴区、小腿，病在肢末，药远难达，必须配合外治，内外结合方可获得比较好的治疗效果。对于外用药物的辨治，蔡教授循"外治之理，即内治之理"的原则，需明阴阳，识脏腑，辨寒热，分缓急。而外科更重视局部辨证，筋瘤的瘀血留滞、臁疮的湿瘀毒结为其局部病机。现代中医需要与时俱进，在进行外治组方的时候，更需要考虑药物组合透皮吸收的效果、中药外用的药理作用。故蔡教授外用药处方药味少而精，一般 3 ～ 6 味，每味药物的用量一般在 20 ～ 30g，煎煮方面提倡不可久煎，以 20 分钟为宜，泡洗方法可根据病情需要，有一日多次，亦可一日一次，泡洗范围较大，甚至用纱布擦洗高位，亦可仅仅泡洗局部。泡洗之后，若有疮面，再用消毒药物，如过氧化氢、生理盐水，或硼酸洗液，或浓氯化钠，或优琐溶液或土黄连液，或院内制剂生肌膏、生肌油纱、消炎油纱，或珍珠层粉、龙血竭粉等，方法多样，使用灵活，独具岭南疡科中医流派的外治特色。

## （一）筋瘤

### 1. 内外结合，刺络放血

中医学认为筋瘤多因长期站立负重，劳倦伤气，或多次妊娠、气滞血瘀，血壅于下而成；或为寒湿侵袭，筋挛血瘀而发；或外伤筋脉，瘀血阻滞筋脉络道而成。因气虚血瘀所致局部瘀血留滞，脉道阻塞为中医学基本病机。针对本病，蔡教授认为"瘀血不去，新血不生"，可通过局部刺络放血，短期内快速祛除瘀血，但脉道若要回复流利，则需内服药物，以益气活血、化湿祛瘀为法，调中补虚，外用中药则需活血祛瘀，收敛结合，直攻病所，内外结合，方可奏效。

### 2. 筋瘤洗方，活血祛湿

考虑外用药是经皮吸收，必须视皮肤状况决定。对于筋瘤早期没有淤积性皮炎的患者，因疾病轻浅，局部瘀血阻络，多选用蔡氏筋瘤洗方。由大黄、乌梅、鸡血藤等药物加减而成。《日华子诸家本草》中记载大黄"通宣一切气，调血脉，利关节"。大黄治疗血脉之病，自古有据可循。有相关研究显示，对目前中医外治法的用药规律总结发现，清热药出现的频次最高，尤以大黄出现频次最高，大黄外用是取其清热泻火、凉血解毒、逐瘀通经、利湿之功[2]。现代药理学研究发现大黄的主要成分是大黄酸，具有广泛的药理活性，包括抗炎、抗氧化应激、抗肿瘤、抗纤维化、调脂、降糖、抑菌、抗病毒等作用[3]。下肢静脉曲张患者血中氧自由基所导致的过氧化反应的增强与疾病发展密切相关，大黄所含大黄酚通过减少过氧化脂质和增强抗氧化酶的活性，能有效减缓静脉曲张疾病的进程。近年也有文献报道以单味大黄煎剂外敷以治疗静脉曲张，通过热敷增加药物有效成分的吸收和扩散，经皮肤进入循环后提高了药物的疗效；同时热敷有助于局部血管的扩张，使血液、淋巴液循环增快，改善局部组织营养和代谢，从而减轻筋瘤所表现的酸胀、乏力等不适感[4]。

蔡教授常将大黄与乌梅配伍使用。《神农本草经》云："乌梅味酸平，主下气，除热，烦满，安心，肢体痛，偏枯不仁，死肌，去青黑痣，恶疾。"《刘涓子鬼遗方》载："用乌梅肉烧存性，研敷恶肉上，一夜立尽"。现代研究证实[5]乌梅具有良好的抗菌、抗氧化、抗肿瘤作用。乌梅对于革兰阳性菌的金黄色葡萄球菌和革兰阴性菌的大肠埃希菌、绿脓杆菌、肺炎克雷伯菌及白色念珠菌等有不同程度的体外抑制作用[6]，与大黄同用，具有协同抗菌的效果。大黄活血通络，乌梅性酸，擅收敛，与大黄同用，一散一收，外用热敷可有效增强体表静脉管壁的弹性，增强抗氧化作用，改善微循环。故而在血管病的外用药物中，大黄、乌梅是蔡教授常用的配伍组合。

鸡血藤是传统的活血化瘀药，性苦、甘、温，归肝、肾经，具有补血活血、舒筋活络的功效。古代本草论著中记载鸡血藤具有"去瘀血，生新血"之功，为"血分之圣药"[7]。岭南地处湿热之地，许多湿热体质的患者不耐受当归之燥热滋腻，蔡教授往往以鸡血藤代之，认为其具有平补气血、活血通络之效。现代药理证实，鸡血藤提取物总黄酮及其所含其他化学成分具有多种药理活性，包括抗肿瘤、抗病毒、抗氧化等[7]，文献报道鸡血藤、牛膝熏洗外用可有效缓解下肢酸胀痹痛[8]。

蔡教授认为筋瘤患者所表现的酸胀乏力，朝轻暮重，中医学认为多源于湿邪留滞，阻于下焦，故外用方常用苦参。现代研究证实，苦参的主要成分为苦参碱，具有广泛的生物活性，有升高白细胞、平喘、抗溃疡、抗肝纤维化及镇静、催眠、镇痛等中枢神经药理作用，也具有抗肿瘤、免疫调节、抗菌、抗病毒、抗炎等药理作用，是临床十分常用的外用药[9]。根据局部是否有软组织炎症，蔡教授还会选用虎杖、入地金牛、薄荷等凉血解毒之品，若瘙痒严重则选用地肤子、蛇床子等祛风止痒，或徐长卿、牡丹皮等外洗凉血解毒，祛湿止痒。现代药理研究证实，徐长卿含有丹皮酚等成分，有着广泛的药理作用，有调节免疫、镇静、镇痛、改善心肌缺血、抗病毒、抗炎、抗过敏、抗肿瘤等药理作用，可治疗过敏反应[10]。

**3. 博采众长，随证加减**

若筋瘤合并严重淤积性皮炎，则需观察皮炎的状况，若潮红肿胀，需配伍清热凉血解毒、祛湿消肿之品，如虎杖、苦参、马勃、黄柏等。若淤积性皮炎表现为干燥脱屑、色素沉着、瘙痒等，可选用黄精、甘草等。药理证实黄精中所含有的糖类、皂苷、黄酮、挥发油等多种化学成分，具有很好的抗肿瘤、抗氧化、免疫调节、降血糖、抑菌抗炎等作用，外用可延缓皮肤衰老过程胶原纤维的缩减[11, 12]。上海奚九一教授以其独特的"一边黄"洗剂治疗淤积性皮炎，主要成分为一枝黄花、半边莲、黄精，临床效果显著[13]。甘草具有抗氧化、抗炎调免疫、抗溃疡、解毒抗癌、抗肝纤维化等药理作用[14]，甘草油可缓解皮肤皲裂及疼痛，也是蔡教授临床常用的外用药。

## （二）臁疮

**1. 内外结合，分期论治**

臁疮俗称"老烂脚"。《疡医大全》指出："疮生臁骨，肉少皮薄，故难以愈合。"《医宗金鉴·外科心法要诀》将臁疮分成内臁、外臁，根据阴经阳经循行部位的不同，指出外臁易治，内臁难愈。对于本病，蔡炳勤教授认为气虚血瘀，湿瘀阻络为基本病机，局部瘙痒、皮肤色素沉着、下肢沉重肿胀、溃疡疮面凹陷、表面脓腐稀薄臭秽、肉芽苍白等均为阴证疮疡的表现，病机复杂，虚实交错，容易反复。内服中药以益气活血、化湿祛瘀、解毒通络为主，以玉屏风散、四苓汤、四妙散加减。同时，他认为臁疮的病损位于肢体之末，肉薄近骨，外用药物可直达病所，外治法尤为重要，主张早期"清热解毒，提脓祛腐"，后期"祛湿除瘀，生肌收口"，促进疮面愈合。

**2. 方法多样，熏洗为先**

臁疮外治法包含中药熏洗、局部清创、药物湿敷、膏药外涂、针刺放血等一系列治法，往往根据病情，辨证使用。中药熏洗疗法为众多医家所推崇，其历史悠久，又称"汽浴疗法"，是利用药物加水煮沸后所产生的药蒸汽熏蒸患处、药液浸洗患处以治疗疾病。《医宗金鉴·外科心法要诀》言："洗法有荡涤陈腐、推陈出新之功，且人之气血，喜温而恶寒，肌遇寒则凝，遇温则活。"中药熏洗可通过热辐射，使局部血管扩张，药物成分经皮吸收，局部浓度较高，作用时间长，从而改善血管的通透性、加快代谢产物排泄、促进炎性致痛因子吸收、提高机体防御及免疫能力等积极的作用。唐汉钧主张以大黄、黄芪、桂枝、丹参、乳香、没药等熏洗治疗臁疮，总有效率达77.14%[15]。上海市中医院张宇等以蒲公英、蛇床子、七叶一枝花、黄连、紫草、血竭、黄柏等清热解毒药熏洗治疗臁疮，疗效肯定[16]。奚九一教授自创奚氏海桐皮汤（海桐皮、威灵仙、苦参、豨莶草、紫草）治疗臁疮，认为海桐皮可通过提高自由基清除剂超氧化物歧化酶活性而清除机体多余自由基，促进溃疡疮面愈合[17]。

蔡炳勤教授主张早期热毒炽盛之时，以清热解毒类中药熏洗，中药组方以局部抗菌、消炎为主，常以大黄、乌梅、五倍子、虎杖、入地金牛等。药理证实五倍子外用有解毒、敛疮、消肿、止血的功效。五倍子中含大量结构较为复杂的五倍子鞣质、树脂、脂肪等成分，鞣质与蛋白质结合生成不溶于水的大分子沉淀物，皮肤、黏膜、溃疡接触鞣质后，其组织蛋白即被凝固，形成一层被膜而呈收敛作用；同时五倍子煎剂对绿脓杆菌、变形杆菌、大肠杆菌等革兰阴性菌和金黄色葡萄球菌等革兰阳性菌均有不同程度的抑制作用[18]。蔡教授常以大黄、乌梅、五倍子组合治疗下肢溃疡，如糖尿病足、静脉性溃疡、感染性疮面等，认为三药组合外用具有良好的抗菌作用。虎杖、入地金牛外用可凉血祛湿解毒，有效治疗局部溃疡炎症。中药外洗后，可用硼酸水湿敷，硼酸水小面积溃疡外用具有止痒、抗菌之效，可延长局部中药的作用时间；或使用广东省中医院院内制剂消炎油纱（黄连、冰片等）外敷，促进溃疡愈合。

对于中后期臁疮局部红肿热痛不明显者，以活血祛瘀、祛湿解毒类中药熏洗，常用中药有鸡血藤、苦参、地肤子、刘寄奴、毛冬青等。毛冬青为岭南道地药材，其煎剂浸泡足部溃疡，具有消肿止痛、清热解毒、活血通脉之功，可有效扩张血管，改善血液循环，对感染疮面抗炎、消炎效果良好[19]。蔡教授常用毛冬青治疗脉管炎、糖尿病足患者。刘寄奴具有抗炎、抗菌、抗凝之效，具有凉血、活血、止血之功，其外用可治疗烧伤、烫伤、骨折、硬皮病、局部溃疡、损伤等，配合苦参燥湿解毒，可促进臁疮后期溃疡的愈合[20]。中药熏洗后，局部蚕食清创，配合广东省中医院院内制剂生肌膏、生肌油纱外敷，使得腐肉去，新肉生，疮面渐愈。同时，对于臁疮的护理，注重抬高患肢，疮面换药后，在伤口纱布外面缠以弹力绷带，起到降低下肢静脉压力的物理治疗，促进血液回流及溃疡愈合。

总之，蔡教授认为臁疮、筋瘤的治疗需要内外结合，综合辨治，中医外科不同于内科之处在于外治法，外治亦讲究辨证、药理、组方、用法，因人而异，因病不同，具有独特的治疗特色，且费用低廉，效果显著，操作简单。通过对名老中医经验总结，后期进行科学的临床对照研究，以形成规范的诊疗方案，继而推广服务大众，具有重要的临床意义。

☞ **参考文献**

[1] 石传科，李伟，徐丹，等.玉屏风散合芍药甘草汤加味治疗气虚质下肢静脉曲张疗效观察[J].山东中医杂志，2013（5）：325-341.

[2] 龚勋，陈岗.大黄外用治疗痛风性关节炎的研究现状[J].江西中医药，2017（4）：78-80.

[3] 郑舟琴，杜宏.大黄酸药理作用的新进展[J].重庆医学，2019，48（22）：3897-3901.

[4] 兰晓飞，樊成虎，肖正军，等.大黄煎剂热敷缓解下肢静脉曲张症状探析[J].亚太传统医药，2017（1）：49-50.

[5] 钟元涛，赵远红.乌梅及其相关复方抗肿瘤机制研究进展[J].陕西中医，2018（3）：406-409.

[6] 张小琼，侯晓军，杨敏，等.乌梅的药理作用研究进展[J].中国药房，2016（25）：3567-3570.

[7] 刘静，王晓静，戴忠，等.鸡血藤研究进展[J].中国药事，2019（2）：188-194.

[8] 付玲军，李述尧.鸡血藤牛膝外用熏洗治疗老年膝踝关节痛的体会[J].中医外治杂志，2013（2）：34.

[9] 张明发，沈雅琴.苦参碱类生物碱免疫促进作用的研究进展[J].药物评价研究，2019（3）：579-586.

[10] 姜雪，孙森凤，任俊浩.徐长卿药理作用及临床应用研究进展[J].化工时刊，2017（6）：37-40.

[11] 李亚霖，周芳，曾婷，等.药用黄精化学成分与活性研究进展[J].中医药导报，2019（03）：86-89.

[12] 杨智荣，赵文树，李建民，等.外用黄精制剂对小鼠衰老皮肤胶原纤维影响的实验研究[J].中医药学报，2005（04）：42-43.

[13] 李文文.奚九一"一边黄洗剂"治疗郁积性皮炎临床观察[J].辽宁中医药大学学报，2016（4）：188-190.

[14] 李冀，李想，曹明明，等.甘草药理作用及药对配伍比例研究进展[J].上海中医药杂志，2019（07）：83-87.

[15] 向寰宇，唐汉钧，阙华发.活血生肌方熏蒸结合常规疗法治疗气虚血瘀型臁疮35例[J].上海中医药杂志，2011（2）：44-45.

[16] 张宇，王小平，粟文娟，等.清营方中药熏洗结合疮面缠缚治疗臁疮疗效观察[J].现代中西医结合杂志，2012（1）：6-8.

[17] 闫少庆，王丽翔，杨晓，等.奚氏海桐皮汤外洗对下肢静脉曲张性溃疡影响的临床研究[J].上海中医药杂志，2017（2）：54-57.

[18] 韩远峰，孙颖，叶志红，等.五倍子汤熏洗结合四黄膏外敷治疗痔术后疼痛39例临床观察 [J].中国民族民间医药，2017 (05)：116-118.

[19] 罗骞，黄运英，李咏梅，等.毛冬青煎剂浸泡治疗糖尿病足的临床效果 [J].中国当代医药，2016 (31)：116-118.

[20] 赖庆.刘寄奴药理研究及其临床应用进展 [J].浙江中医杂志，2015 (7)：541-542.

（刘　明　黄亚兰　周春姣　陈捷晗）

# 第四章

# 变应性血管炎经验总结

变应性血管炎又称过敏性血管炎、白细胞破碎性血管炎，是一种主要累及真皮上部毛细血管及小血管的坏死性血管炎，以青年女性多见。属于中医学"血痹""瓜藤缠""湿毒流注"等病范畴。症见下肢红斑、水疱、皮损、溃烂等呈多形性，伴瘙痒、疼痛等。若累及其他脏器可见腹痛、高热、颜面肿胀等。西医学认为其可能为细菌、病毒、异性蛋白或化学品因素增加了机体的致敏性，从而机体产生抗体，导致Ⅲ型变态反应的出现，使免疫复合物沉积在皮肤毛细血管或小血管内皮上，最终导致皮损的形成[1]。

蔡炳勤教授认为本病可从"毒瘀"论证，源于《黄帝内经》之"毒邪"理论，将毒泛指为剧烈的致病因素，并提出"毒气"的概念。《素问·生气通天论》言："故风者百病之始也。清净则肉腠闭拒，虽有大风苛毒，弗之能害。此因时之序也。""苛毒"犹言毒之甚者。《灵枢·寒热》言："寒热瘰疬在于颈者，皆何气使生？岐伯曰：此皆鼠瘘寒热之毒气也。"认为"毒"是一类不同于六淫之邪、较为抽象的致病因素。《诸病源候论》中更是详细论述"毒邪"，将其记录为风毒、寒毒、热毒、湿毒、痰毒、恶毒、箭毒、酒毒、药毒、食毒等26种名称。

蔡教授认为"毒"多为六淫之疠气，与内伤之痰、湿、瘀、浊夹杂，或受虫兽药食之害，郁久而生，病势缠绵，难以速解，如《金匮要略》言："毒者，邪气蕴结不解之谓。"其留滞于血脉经络中，即成"血毒"，瘀阻脉络，凝滞不通，则生"瘀"，同时可与热、风、燥、湿、寒、火等兼夹，侵犯人体，并在人体正气亏虚之时发生。中医学认为免疫功能低下，属于"正气不足"，外邪诱发导致过敏性、变态反应性疾病，侵犯脏腑、经络、筋脉、皮骨，而见腹痛、红斑、水疱、高热、溃破、渗出等不同的表现，可谓"诸病暴烈，竟相染易，诸邪迁延，蕴积不解，皆属于毒也"。故而，蔡教授认为变应性血管炎的病机为正虚为本，毒瘀阻络。

蔡教授从名医祝谌予治疗过敏性疾病的经验方"过敏煎"中受到启发，并结合现代药理学的研究成果，创出经验方五草汤（仙鹤草、紫草、茜草、豨莶草、旱莲草）以论治本病。祝谌予"过敏煎"中包含防风、银柴胡、乌梅、五味子、甘草五味药，寒热共济，有收有散，收者顾其本，散者祛其邪，以治过敏性疾病，而对血热所致的过敏性紫癜，他常加仙鹤草、紫草、茜草、桔梗、蝉蜕等药物组成清热凉血、祛风通络之剂以调之。现代研究发现仙鹤草中含仙鹤草素，有抗炎、镇痛、"类固醇激素"样作用，被誉为中药的"免疫抑制剂"。旱莲草含多种生物碱，能增人体体液免疫和细胞免疫。茜草根含多种羟基蒽醌衍生物，可抑制大鼠皮肤结缔组织的通透性，有抗炎作用。紫草根含紫草素，可抗病原微生物及抗炎。豨莶草含豨莶苷元等生物碱，有抗炎、镇痛之效。五草合用，可有效抗炎、镇痛、提高免疫之效[2]。中医学认为仙鹤草、紫草、茜草可清热凉血、活血解毒，旱莲草养阴和营，豨莶草祛湿解毒，可谓扶正祛邪，攻毒祛瘀。

在使用五草汤之时，仍需分期分级，辨证论治，急性期见红斑紫癜、丘疹、水疱、破溃糜烂、渗液、疼痛、发热等症，呈血热毒盛、湿热下注表现时，可配伍犀角地黄汤、清营汤、四妙散加减以凉血祛毒、利湿攻邪。慢性期见局部症状稳定，未见新生水疱、红斑，疲倦、乏力者，可以益气扶正、和营解毒为法，配伍玉屏风散、黄芪桂枝五物汤加减。同时可配伍局部药物熏洗外治，常用凉血解毒类中药如紫草、苦参、黄柏、马齿苋、大黄等，或消炎油纱外敷、三黄洗剂外用，以促进局部皮损愈合。

在总结"毒瘀证"理论的基础上，还可将五草汤拓展应用于克罗恩病、反复口腔溃疡、雷诺综合征、免疫性因素导致反复血栓形成等疑难病，其本为正气不足，免疫低下，标为邪毒入侵，瘀血阻络，正是虚实夹杂之证，中医讲究证为本，辨治可以"异病同治"，辨证为毒瘀证，都可用五草汤加减。如克罗恩病便血，属于脾虚肠热者，可以五草汤配伍槐花散，加凉血清肠热之羊蹄草；口腔溃疡，可以五草汤配伍甘草泻心汤等。

综上所述，"因虚致瘀"是血管病发生的根本病机，蔡炳勤教授从虚出发，补虚立法，以瘀为实，扶正祛邪，兼顾变证，从"虚、痰、湿、热、瘀、毒"等多角度辨证用药，正邪理论与六气辨证相结合，自成体系。同时还擅用对药，疗效确切，如桂枝、细辛温阳通络，姜黄、海桐皮温经止痛，当归、川芎活血通经，川乌、防己利水消肿，泽泻、泽兰活血利湿，茜草、紫草凉血解毒，徐长卿、白鲜皮疏风止痒，金银花、蒲公英清热解毒，黄柏、虎杖清热利湿等。

☞ **参考文献**

[1] 张幼雯，宋奎全，王玉涛，等. 中西医结合治疗变应性血管炎研究进展 [J]. 中国中西医结合外科杂志，2021，10，27（5）：792-796.
[2] 王建春，林鸿国. 蔡炳勤教授分期辨治变应性血管炎经验 [J]. 新中医，2011，12，43（12）：159-160.

（王建春　林鸿国　刘　明）

# 第五章

# 从"因虚致瘀"论下肢动脉硬化闭塞症介入术后再狭窄的中医防治

下肢动脉硬化闭塞症（arteriosclerosis obliterans，ASO）是在动脉粥样硬化基础上发生的下肢动脉闭塞性疾病，以髂总动脉和股浅动脉最为常见，早期的主要症状是间歇性跛行，远端动脉搏动逐渐减弱甚至消失，病情严重时可出现静息痛、下肢缺血坏死，具有较高的病死率和病残率，严重威胁人类健康。ASO 发病率随年龄增长而增加，在60 岁以上人群的发病率可达 20%，随着生活水平的不断提高，社会人口老龄化趋势，ASO 已成为全球成年期肢体丧失的主要原因之一，是全球公共卫生问题[1-3]。ASO 的主要治疗方法有外科手术、介入手术、抗凝溶栓及中医中药治疗。随着血管腔内治疗技术的发展，动脉支架植入术凭借创伤小、恢复快、安全性高等优点成为 ASO 的首选治疗方式。但介入术后再狭窄成为影响 ASO 治疗效果及患者预后的棘手问题，尽管镍钛合金支架不断被更新，腔内治疗出现了革命性的改变，但仍有半数的 ASO 患者介入术后出现再狭窄；而对于长度超过 10cm 的病变，行介入术后 1 年的再狭窄率更是高于70%，严重制约着介入手术在 ASO 患者中的广泛应用[4,5]。因此寻求有效防治 ASO 术后再狭窄的方法具有重要的临床意义。

中医学认为 ASO 属"脱疽""脉痹"范畴，早在《黄帝内经》中就有记载，《灵枢·痈疽》曰："发于足指，名脱痈，其状赤黑，死不治；不赤黑，不死，不衰，急斩之，不则死矣。"又曰："发于足旁，名曰厉痈，其状不大，初如小指发，急治之，去其黑者，不消辄益，不治，百日死。"这是对严重肢体缺血性疾病的临床表现、诊断、治疗方法及转归最早的描述。历代医家对 ASO 均有所阐述，宋代《圣济总录》指出"脉痹血道壅涩……治血痹，通行血脉"，并主张应用益气活血方剂治疗。陈实功的《外科正宗》专篇论述脱疽，"夫脱疽者，外腐而内坏也，此因平昔厚味膏粱熏蒸脏腑，丹石补药消灼肾水，房劳过度，气竭耗伤……多致阳精煽惑，淫火猖狂，其蕴蓄于脏腑者，终成燥热火症；其毒积于骨髓者，终为疽毒阴疮"。这些详细论述了 ASO 的病因病机、症状、体征、治疗和预后，为中医药防治 ASO 介入术后再狭窄奠定了基础。

岭南疡科中医流派代表性传承人、名老中医蔡炳勤教授具有近六十年的周围血管病临床辨治经验，认为手术仅是一种治疗手段，而围手术期的中医药治疗对患者的康复尤为重要，并在周围血管病中提出"因虚致瘀"的学术思想，对 ASO 的治疗主张"手术祛瘀，药物补虚"[6]。对于 ASO 术后再狭窄的防治，不仅要注重下肢病变血管病灶的祛除，更需注重全身机体的辨证施治，发挥中医药围手术期治疗的优势和特色，现阐述如下。

# 一、谨守病机，审证查因

现代医家对 ASO 研究各有论述，如蔡炳勤教授认为 ASO 是"因虚致瘀"，体虚为本，血瘀为标，主要致病因素为"痰"和"瘀"[6]；陈淑长教授认为 ASO 是局部组织气血瘀滞和全身气血虚弱的综合临床表现，其病因病机为久病正虚、气血瘀滞、营卫不畅和肌肤失旺[7]；侯玉芬教授认为 ASO 发病机理多与气虚血瘀、痰浊凝滞有关[8]；刘素钦教授认为 ASO 的发病与患者机体心脾肾阳气渐亏失职、寒热痰湿瘀毒深伏经络脏腑密切相关[9]；庞鹤教授认为 ASO 主要病机为气虚血瘀，浊毒阻络[10]。因此，ASO 的发病是以气血不足、脾肾亏虚为本，痰、瘀、湿、热毒邪内侵为标。介入手术是祛邪的重要手段，也是一把双刃剑，手术祛除了局部的病灶，但也加重了人体气血的耗伤和脾肾之气的亏损，亦生新邪。同时，ASO 多发于中老年人，人到中老年，脏腑功能开始衰退，气血亏损，阳气不振，脾胃运化功能减弱，介入术后患者更是以虚损多见，机体功能恢复较慢，气血阴阳亏虚，导致脉络瘀阻，再发狭窄。

**1. 气血亏虚，脉络不通**

血液的正常运行，依赖于五脏功能的发挥。心主血脉，肺朝百脉，脾主生血、统血，肝藏血，肾藏精、生血并能温煦。气血相互依存，相互化生。气主煦之，血主濡之，气为血之帅，血为气之母，气行则血行。《难经》说："气主煦之。"指的是阳气可温煦各脏腑，人体处于正虚状态时说明阳气亦弱。而需行手术治疗的 ASO 患者多病情迁延缠绵日久，脏腑虚损，已入经络，而手术本为金刃之伤，介入术后，更是伤气耗血，气血亏虚，运行无力，脉络瘀阻，再发狭窄。正如《医林改错》所言："元气既虚，必不能达于血管，血管无气，必停留而瘀。"

**2. 肾阳亏虚，寒凝血瘀**

血得温则行，得寒则凝。ASO 介入术是损阳之举，介入术后，气竭精伤，肾阳亏虚，无力温煦，则久寒内生，经脉失养，寒邪复伤阳气，遇寒则脉管愈加挛急不舒，血脉凝滞，新血无以化生，再发狭窄。正如《灵枢·痈疽》所记载："寒邪客于经脉之中则血涩，血涩则不通。"《医林改错》也指出："血受寒，则凝结成块。"

# 第一章

# 下肢动脉硬化闭塞症的发病机制及介入腔内治疗研究进展

下肢动脉硬化闭塞症（arteriosclerosis obliterans，ASO）是因下肢动脉粥样硬化狭窄甚至动脉闭塞导致的肢体营养障碍、血供不足、肢体溃疡坏死的慢性进展性疾病，临床表现及体征主要有下肢毳毛稀疏、肤温冰凉，肢端动脉搏动减弱或消失、间歇性跛性、静息痛、肢体溃疡、坏疽等[1]。

## 一、下肢动脉粥样硬化发病机制

ASO 核心病理学改变为动脉粥样硬化改变（arteriosclerosis，AS），因此 AS 的机制变化与 ASO 发病机制息息相关。为更好地了解 ASO 的发病机制、发展过程，以及对其更好地预防、诊治，现对 ASO 主要发病机制简要总结如下。

### 1. 血管内皮细胞损伤学说

1993 年 Ross[2] 报道：动脉内皮细胞损伤及功能异常时 AS 的初始因素；动脉内膜的完整无损构筑了 AS 的天然防线，在 AS 高危因素的作用下，如吸烟、高血压、高脂血症、糖尿病，诱发动脉内膜损伤，使人体内血栓素 A2（Thromboxane A2，TXA2）与前列环素（prostaglandin I2，PGI2）动态失衡，TXA2 具有强烈血小板聚集和血管收缩作用，使动脉血小板聚集，血管收缩。而血管内膜损伤主要有以下因素：①机械损伤：高血压致血管壁张力升高，引起内膜内皮细胞损伤，弹力纤维变性断裂，脂质浸润，使低密度脂蛋白脂（low density lipoprotein，LDL）在血管壁沉积。②化学损伤：高脂血症引起血管平滑肌细胞增殖吞噬脂质，引起胆固醇沉积。③物理性损伤：缺氧、内毒素释放、一氧化碳刺激、急剧温度变化等物理因素刺激导致动脉内膜黏多糖类物质减少，使血管壁对脂蛋白通透性增强，加剧内膜脂质沉淀促进斑块形成。④其他因素：主要包括糖尿病、病毒感染、免疫复合体等均可能导致内膜损伤。血小板在血管内膜损伤下激活是该学说的初始环节，内膜损伤使 TXA2 增多，引起血小板第一相聚集，同时发生释放反应，使更多的血小板更紧密牢固地聚集形成第二相聚集，最终形成纤维蛋白性血栓，加重血管狭窄发生。随着研究的深入，发现血管内皮细胞除了通过 TXA2 及 PGI2 发挥作用外，还可分泌一氧化氮、内皮素 1、血管紧张素 Ⅱ 等多种物质，在血管紧张性调节、血管纤维蛋白溶解、血管平滑肌细胞增殖调控、炎症细胞因子黏附和迁移等方面发挥关键作用[3]。各种因素引起血管内膜损伤诱发氧化应激反应，活化细胞因子，使 LDL 血液水平升高，刺激巨噬细胞迁移至血管壁，迁移后巨噬细胞表型改变，最终进入泡沫细胞，在炎症介质的协同下促进平滑肌细胞（smooth muscle cells，SMCs）增殖，血管损伤及 AS 形成[4]。

### 2. 脂质浸润学说

Anitichknow 于 1933 年首次在病理学检查中发现，内皮细胞可吞噬脂类物质。根据我国血脂异常防治指南[5]：血脂异常是动脉粥样硬化心血管病（atherosclerotic cardiovascular disease，ASCVD）重要的危险因素，降低 LDL 水平，可显著减少 ASCVD 的发病及死亡危险。LDL 通过黏附富含蛋白多糖的细胞外基质蛋白被隔离在内皮下，并通过内皮通透性的改变、细胞间转运及受体介导的胞移等机制发生累积在血管内皮下[6]。随后 LDL 在内皮下被氧化，同时在高血压、糖尿病、高脂血症等诱因下刺激活性氧类（reactive oxygen species，ROS）的产生增加，打破内源性抗氧化反应平衡，而氧化应激可增加 LDL 氧化，损害内皮功能；在 LDL 修饰的初始阶段，脂质成分与 ROS 相互作用，产生多种脂质氧化产物[7]。此过程中氧化型低密度脂蛋白（oxidized low density lipoprotein，ox-LDL）刺激产生多种促炎因子和促炎细胞，刺激 SMCs 增殖使动脉粥样硬化斑块的增厚和坏死核的形成[7]。ox-LDL 和炎症因子可影响细胞外基质重构，最终引起斑块变薄[8]。因此，ox-LDL 在 AS 进展过程中发挥了促斑块形成及变薄破裂的关键性作用。

### 3. 炎症反应学说

炎症因素在 AS 的发生、发展过程发挥着重要的作用，其炎症过程以剧烈的免疫活动为特点[9]。血管内皮细胞与单核细胞、巨噬细胞和 T 淋巴细胞等影响动脉粥样硬化的免疫细胞之间的相互作用干扰了体内平衡的炎症循环形成，形成了动脉粥样硬化斑块进展和破裂的慢性炎症环境，导致了动脉粥样硬化斑块的形成[10]。单核细胞、巨噬细胞和 T 淋巴细胞是动脉粥样硬化斑块形成中的最早出现的免疫细胞[11]。在动脉粥样硬化斑块形成初始阶段，血管内皮下层，单核细胞不断迁移并分化为巨噬细胞，巨噬细胞则通过对炎症反应、脂质浸润沉积等调控过程影响动脉粥样硬化病变的发展[12]。巨噬细胞摄取大量 ox-LDL，使巨噬细胞胞质内出现大量脂化胆固醇沉积，破坏了巨噬细胞内脂质平衡状态，进而形成泡沫细胞；泡沫细胞在此过程内质网持续应激延长，蛋白成熟受损，发生错误折叠蛋白的累积和未折叠蛋白反应。未折叠蛋白反应在一定程度上可保护细胞免受应激反应的影响，有利于细胞内稳态的重建，但是，随着内质网应激的持续和加重，未折叠蛋白反应的激活可促进细胞死亡[13]。内质网应激介导的细胞凋亡通路中的 C/EBP 同源蛋白是一种特异性促凋亡分子[14]，参与动脉粥样硬化，引起细胞凋亡及继发性细胞坏死，形成坏死核[15]。巨噬细胞还可通过激活脂肪酸合成酶凋亡通路，分泌促凋亡肿瘤坏死因子 – α 和一氧化氮，引发 SMCs 凋亡；巨噬细胞还可通过减少 SMCs 胶原合成，降解胶原纤维，使斑块纤维帽变薄，细胞外基质减少导致动脉粥样硬化斑块进展、破裂，致使血栓形成性物质暴露、血小板黏附和聚集[16]。研究表明，动脉粥样硬化斑块病变后期可见大量 T 淋巴细胞；T 淋巴细胞在不同的内环境中分化为 Th1、Th17 等细胞。Th1 细胞是在动脉粥样硬化病变中最常观察到的 T 细胞，可分泌 γ 干扰素、白细胞介素 2 和肿瘤坏死因子等细胞因子，这些细胞因子通过巨噬细胞或血管细胞发挥作用，促进炎症反应[17]。Th1 通过增强促炎通路，加速动脉粥样硬化病变进展而 Th17 细胞本身即可增加心脑血管疾病风险[18]。

**4. 血流动力学改变**

临床研究表明，动脉粥样硬化斑块好发于血流动力学异常改变的形态区域，如血管弯曲和血管分支处，而血流动力学相对稳定的层流区域较少发生 AS。血管内皮细胞位于血管内侧直接与血流接触，外侧则与细胞外基质连接，两者共同构成了血管内皮细胞屏障，屏障功能的完整性对维持血管系统稳态密切相关[19]。正如前文所述，血管内皮细胞屏障功能的紊乱导致炎症细胞激活和血管壁脂质沉积是动脉粥样硬化发生发展的关键进程。大量研究表明，血流动力学显著影响血管内皮细胞的功能，异常血流剪切应力通过调控内皮细胞炎症等影响 AS 的形成和发展[20]。最近的研究表明，在人 AS 发生过程中振荡切应力促进内皮细胞与基底脱离形成动脉内膜破裂；这可能与已报道的异常血流剪切应力通过调控内皮细胞炎症等机制一起影响 AS 的形成和发展[21]。

通过对 ASO 发病过程中动脉粥样硬化相关主要机制的了解，ASO 发病机制复杂，经典的血管内皮细胞损伤学说及脂质浸润学说不能充分揭示动脉粥样硬化疾病发生发展的全貌，各种免疫相关因素及血流动力学因素在动脉粥样硬化过程发挥着重要的作用，仍需深入动脉粥样硬化发生发展的全过程，进一步完善相关学说，为临床诊治动脉粥样硬化性疾病提供坚实的后盾。

# 二、下肢动脉硬化闭塞症的介入腔内治疗研究进展

随着 ASO 的现代临床诊治理念、手术器械及手术理念的不断进步，现 ASO 诊断手段及治疗方法日新月异，临床疗效已有显著的提升，治疗手段百花齐放，需根据 ASO 实际的病情选择适宜的诊治方案以达到最佳的诊治效果，以下将从流行病学、危险因素、药物治疗及血运重建等方面进行 ASO 治疗新进展综述。

**1. 流行病学现状**

在全球范围内大约有 2.02 亿人受 ASO 的影响。ASO 通常在 50 岁以后出现，并在

65 岁以后呈指数增长。到 80 岁时这一比例可高达 20%。在高收入国家中，ASO（尤其是有症状的男性）总体上更常见，而在低收入和中等收入国家，女性的患病率总体上高于男性。在德国一项纳入 6880 名年龄大于 65 岁的老年人的研究中有 18% 人群的踝肱指数（ankle-brachial index，ABI）小于 0.9 而被认为患有 ASO，其中有典型跛行症状的患者约占 10%；然而在大多数研究中，有症状 ASO 的比例在所有患者中为 1 : 3 至 1 : 5[22]。美国 1999 ～ 2000 年人群调查显示 ASO 在 ≥ 40 岁人群的发病率为 4%，≥ 70 岁则上升至 15%[23]。我国随着人口老龄化的进展，ASO 发病率亦逐年攀升。从 2000 ～ 2020 年，中国 PAD 患者总数预计将从 2944 万增加至 4113 万[24]。我国尚无确切 ASO 人群流行病学调查资料；一项纳入 56000 名年龄 35 岁或以上的人群高血压调查数据研究中提示：该人群 ASO 的患病率为 6.6%，其中 ASO 病情知晓率仅 4.9%[25]。

**2. 危险因素**

ASO 为动脉粥样硬化性疾病的下肢动脉表现，其危险因素主要有吸烟、高血压、糖尿病、高脂血症、高同型半胱氨酸血症、慢性肾功能不全、炎症指标等[1]。

（1）吸烟

吸烟与周围动脉疾病相关，疾病严重程度随吸烟强度增加而增加[26]。吸烟是 ASO 的独立高危险因素，其中 ASO 人群可归因的比例约 44%；有研究表明即使戒烟后 ASO 与吸烟之间的联系仍然存在，至少戒烟 10 年以上两者相关因素才会逐渐减少[27]。吸烟更会减弱运动能力加重跛行症状，减少间歇性跛行的距离，增加外周动脉缺血及心脑血管不良事件的风险，增加下肢重症缺血及截肢的风险。

（2）高血压

高血压是 ASO 的主要危险因素之一，高血压与 ASO 患病率增加直接相关。尽管在某些研究中与高血压相关的风险相对中等，但由于高血压在中老年人的高患病率影响下，对于 40 ～ 80 岁的高血压人群，发生 ASO 的危险比达 2.42[27]。研究发现收缩压上升 20mmHg 可增加 63% 下肢 ASO 的相关风险[28]。

（3）高脂血症

高脂血症的高发生率是导致 ASO 的重要因素。在一项涉及 51529 名 40 ～ 79 岁对象的前瞻性研究中，高脂血症与临床 ASO 的发生密切相关，是其强烈、独立的危险因素[28]。并非所有胆固醇成分均有害损伤，其中高密度脂蛋白在动脉粥样硬化过程中显示出保护作用[29]，而甘油三酯与 ASO 则存在一定危险相关，但在单变量分析中，甘油三酯往往作为独立的危险因素而消失[30]。总之，脂蛋白与 ASO 的发生和发展有密切的关系[31]。

（4）糖尿病

糖尿病同样与 ASO 密切相关，且糖尿病会持续增加 ASO 患病风险，糖尿病使 ASO 发生率增加 2 ～ 4 倍，女性糖尿病患者较男性患者的 ASO 发病率高，糖尿病患者糖化血红蛋白每增加 1%，相应 ASO 风险增加 26%[1]。糖尿病患者中 ASO 的预后较非糖尿病患者差，截肢的风险增加了 5 倍，这是因为特定糖尿病病理改变影响远端动脉、周围神经并使感染风险增加[32]，截肢率更是升高了 7～15 倍。

（5）炎症指标

炎症与动脉粥样硬化的病理生理有关，动脉粥样硬化是涉及多种炎症细胞和因子的慢性炎症反应，与同龄无症状人群相比，炎症指标（C 反应蛋白）增高的人群 5 年后发展为下肢 ASO 的概率明显增高[1]。一些自体免疫 / 炎症性疾病导致 ASO 发生，如系统性红斑狼疮、类风湿性关节炎[33]。

（6）其他危险因素

在 ASO 患者群体中高同型半胱氨酸的发病概率明显增高，约30%的 ASO 患者存在高同型半胱氨酸血症，现同型半胱氨酸被认为是动脉粥样硬化的独立危险因素，但目前相关的证据级别仍较弱。有研究表明慢性肾功能不全与 ASO 相关。对于绝经后女性，慢性肾功能不全是 ASO 的独立危险预测因素[1]。

**3. 药物治疗**

（1）针对动脉粥样硬化危险因素的药物治疗

对于高脂血症，根据我国 ASO 指南[1]强调 ASO 患者低密度脂蛋白水平应低于 2.6mmoL/L，而具有缺血高风险的患者则建议更严格地控制在 1.8mmoL/L。他汀类药物主要降低血中总胆固醇及 LDL-C，可减少 ASO 及下肢重症缺血（critical limb ischemia，CLI）患者心脑血管不良事件发生及改善临床预后[34, 35]，已有多个研究表明，他汀类药物可以缓解下肢疼痛和改善最大跛行距离并减少 ASO 诊治过程的不良事件的发生[36, 37]。我国 ASO 指南[1]对于仅合并高血压的下肢 ASO 患者建议控制血压＜140/90mmHg，对于有高血压同时合并糖尿病或慢性肾病的下肢 ASO 患者建议控制血压＜130/80mmHg。由于钙通道阻滞剂或血管紧张素转换酶抑制剂（angiotensin converting enzyme inhibitor，ACEI）、血管紧张素受体拮抗剂（angiotensin receptor blocker，ARB）在药理学作用上有潜在扩张周围动脉的作用，是目前下肢动脉疾病患者合并高血压时的常用药物。有荟萃分析提示 ACEI 可以改善患者的最大跛行距离，但 6 个相应的临床随机对照试验中有 1/3 未能完成，因此该结论仍不可信[38]。β 受体阻滞剂并不加重 ASO 下肢症状，并有随机对照试验提示 β 受体阻滞剂改善 ASO 患者的跛行距离，但欧洲目前最新指南中并未肯定此结论，认为 β 受体阻滞剂对于 ASO 症状改善、截肢率等没有显著影响，而是 ASO 患者常合并有心功能不全、冠心病等疾病，β 受体阻滞剂被推荐用于 ASO 患者[39]。对于症状性的 ASO 患者需抗血小板治疗，常用的抗血小板药物有阿司匹林、氯吡格雷。目前 2017 欧洲指南[23]认为氯吡格雷治疗优于阿司匹林作为更优推荐，值得后续临床观察；腹股沟下股浅动脉腔内血运重建，特别是支架置入后，建议阿司匹林和氯吡格雷的双联抗血小板。对于没有症状的下肢动脉硬化闭塞症，不常规推荐抗血小板治疗用于其预防和治疗。另外需特别注意的是对于 ASO 吸烟人群，除了针对动脉粥样硬化危险因素的药物治疗外，戒烟配合规律的锻炼是改善下肢动脉跛行的最有效方法[40]。

（2）间歇性跛行的药物治疗

对于 ASO 伴有间歇性跛行症状的患者，需严格按照上文所述服用针对动脉粥样硬化危险因素的药物治疗。血管活性药物如西洛他唑、前列腺素类药物、沙格雷酯等，可通过抑制血小板聚集、改善内皮细胞功能、扩张血管等不同机理改善下肢跛行症状[1]。但血管活性药物是否确切改善下肢动脉跛行症状仍未完全得到肯定。

**4. 血运重建治疗**

ASO 下肢动脉血运重建治疗主要有血管外科手术治疗及血管介入腔内治疗，根据 2017 欧洲指南，不再以按 2007 年第 2 版泛大西洋协作组（Transatlantic Inter Society Consensus，TASC）分型作为指导治疗决策选择，而是依据动脉疾病的具体解剖位置和病变长度决定血运重建选择。病变范围 < 5cm 的 ASO 主髂病变优先考虑腔内介入治疗，对于有严重并发症的主髂动脉长段或双侧病变可采用介入腔内支架成形术治疗，即使是累及双肾动脉下水平主髂病变，在有经验的医疗中心，仍可考虑介入腔内治疗。对于 ASO 股腘病变，以 25cm 股浅动脉为界限的长段和短段病变选择，进一步给予腔内治疗更多的证据和推荐，强调外科手术仍旧不可缺少。如果股深动脉循环良好，通过运动治疗跛行可获得改善而大多不需要积极手术干预。如果需要干预，< 25cm 狭窄或闭塞病变腔内治疗首选。由此可见虽然外科手术在 ASO 仍不可缺少，但目前 ASO 治疗主流选择主要是介入腔内治疗。现就目前介入腔内治疗 ASO 的相关治疗方法及理念进行综述如下。

（1）下肢动脉球囊成形术

普通球囊扩张（plain old balloon angioplasty，POBA）是下肢介入腔内治疗最常用的方法，通过采用球囊对病变段动脉壁进行有限度的挤压扩张，使病变段动脉壁伸展，动脉内膜和中膜部分断裂、分离，动脉外膜伸展超过其弹性程度，动脉管腔扩大，从而达到治疗目的，具有操作简单、费用较低等特点，但 POBA 有着术后动脉弹性回缩，不能完全避免血流限制性夹层等不可避免的缺点。一项回顾性研究纳入了 621 例患者，共 748 例股浅动脉狭窄或闭塞患者 POBA 治疗后血管夹层、内膜撕裂的发生概率为 84%[41]。为了下肢动脉管腔最大化开放的同时避免或减少夹层及血流限制性夹层的发生，减少补救性支架的使用，不同类型下肢动脉新型球囊不断出现，如巧克力球囊、切割球囊、双导丝球囊、冷冻球囊、血管内近距离放射治疗球囊等。

巧克力球囊：是采用镍钛诺约束半顺应性球囊塑成枕状和凹槽状的特殊球囊，在低压下可均匀、快速地扩张血管壁，有减轻血管壁损伤，减少夹层形成和补救性支架植入的优点。2018 年一篇前瞻性多中心研究报道巧克力球囊治疗 262 例（290 处）股腘动脉病变的病变长度（83.5±59.9）mm，完全闭塞病变占 23.1%，中重度钙化病变占 63.4%，随访 12 个月，通畅率 64.1%，靶病变血运重建率 21.5%，表明巧克力球囊可取得较好的短期治疗效果，且术后限流夹层发生率（0%）和补救性支架植入率

（1.6%）较低[42]。

切割球囊与双导丝球囊：1991 年，美国 Barath 等[43]首次正式报道切割球囊技术，术后短期组织学显示切割球囊扩张病变后引起的血管壁损伤弱于普通球囊，术后 14 天切割球囊组血管壁表面内皮化已基本完成，且未发现炎症细胞浸润和内膜细胞增生，普通球囊组细胞增生面积为 8.7%。这个先切后低压扩张的技术与单纯无序扩张的普通球囊相比，有减少血管壁损伤和反应性平滑肌细胞增生等优点，也有引起血管破裂的风险[44]。与切割球囊相似，双导丝球囊对血管壁的损伤仅限于切痕处，纵向聚力切割的导引导丝球囊和普通球囊成功扩张病变时所需的最低扩张压分别为 4.3atm 和 6.7atm，两者有统计学差异（$P < 0.05$）。双导丝球囊通过球囊挤压导丝进而局部聚力扩张斑块组织，可减少血管壁损伤[45]。

冷冻球囊：即在球囊扩张过程中引入液化氧化亚氮使球囊温度迅速下降至 -10℃，低温扩张可诱导细胞凋亡抑制内膜增生的优势。Zhou Y 等在文献分析提示目前尚无高级别证据证明冷冻球囊疗效于较普通球囊[46]。同时因冷冻球囊费用较高而治疗效果不确切而限制其应用，仍需进一步临床试验探讨其价值。

（2）血管内近距离放射治疗

血管内近距离放射治疗主要包括放射性球囊、放射性支架等，在有效的剂量范围内，该技术对受外界刺激后呈活跃增殖状态的血管平滑肌细胞较为敏感。新的研究发现使用血管内近距离放射治疗减少双重抗血小板治疗的需求和持续时间[47]。

（3）下肢动脉腔内支架成形术

2007 年 Schillinger 等人报道股浅动脉自膨式支架植入治疗的疗效优于单纯的球囊扩张，两组的 6 个月通畅率分别为 43.4% 和 23.5%，12 个月通畅率分别为 63.5% 和 36.7%[48]，证实了镍钛金属裸支架（bare metal stent，BMS）的革命性效果，解决了 POBA 后血管弹性回缩、内膜撕裂夹层的天然缺陷。自此 POBA+BMS 成为近年来下肢动脉腔内治疗的常用术式。但下肢复杂的运动模式使下肢动脉血管在运动过程中面临严峻的力学及生物学考验；股腘动脉在运动过程中受到挤压、拉伸、旋转、弯曲等复合力学作用，血管支架贴附血管表面刺激内膜增生导致支架内狭窄、闭塞，甚至对周围血管产生挤压等。这对 BMS 等物理特性及生物特性均有较高的要求，既要有良好的径向支撑力保持血管管腔，又要减少血管内膜的刺激，要有良好的柔顺性以顺应下肢活动及血管的贴合，又要有良好抗断裂特性。这使得下肢动脉支架不断更新换代，目前市面上涌现了很多新结构的支架，如多维螺旋结构支架、特殊开闭环设计的复合支架、全联接支架等。这些不同设计理念的支架均旨在提高支架柔顺性，减低支架断裂发生率，以获得更好的中远期血管通畅率。在 BMS 的基础上进行覆膜的覆膜支架具有覆膜隔绝动脉粥样物质浸润及内膜增生的优势；多项临床试验结果显示带肝素涂层的覆膜支架在长段股腘长段闭塞性病变及支架内再狭窄病变显示出良好表现[49]。但覆膜支架存在支架两端内膜增生狭窄、闭塞的问题。血管仿生支架（vascular mimetic implantation，VMI）相较于激光雕刻支架的标准镍钛支架（standard nitinol stent，SNS）主要是指一款由镍钛丝编织而成的支架（supera）。Supera 支架具有优秀的径向支撑力的同时拥有接近于零的慢性外扩力、极低的支架断裂率，能够很好满足下肢复杂及多种复合运动带来的血管力学变化[50]。尽管各种各样的下肢动脉支架不断出现，但尚无一款支架是完美的，不同设计理念的支架有着各自的优势和不足[51]。在实际应用中要求临床医师需充分理解各款支架设计理念、优势及缺点，才能选择最适合的支架。

（4）下肢动脉腔内成形术的载药器具

下肢动脉腔内的再通过程，无可避免伴随着内膜损伤及刺激性增生；为抑制下肢动脉腔内治疗后的血管内膜增生，下肢动脉载药器材携载的细胞毒性药物（如紫杉醇、雷帕霉素等）抑制中膜平滑肌细胞增生，减轻内膜增生所导致的血管再狭窄。下肢动脉载药器械主要有药物涂层球囊（drug coated balloon，DCB）和药物洗脱支架，尤其是 DCB 在治疗股腘动脉原发病变和支架内再狭窄两方面都显示了良好的应用前景[52]。DCB 联合 POBA、BMS、下肢动脉减容技术提高了临床效果[53, 54]。DCB 的应用更推动了血管治疗理念更新，为尽可能减少下肢血管支架的置入，POBA+DCB+ 补救支架的治疗模式已成为目前股腘动脉治疗的主要选择。在膝下动脉方面，膝下动脉血管支架纤细，病变广泛及弥漫，血管钙化重，常规治疗以 POBA 为主，但其再狭窄率居高不下，为降低下肢膝下病变腔内治疗再狭窄率，有学者尝试将 DCB 应用于膝下动脉治疗。DEBATE-BTK 研究[55]纳入 132 例患者，随机分为 DCB 组及 POBA 组，术后 1 年两组再狭窄率分别为 27%、74%（$P < 0.001$）；靶血管病变再次干预率 DCB 组为 18%，而 POBA 组为 43%（$P=0.002$），该研究 DCB 表现优势巨大。但在另外一项研究中 DCB 组较 POBA 组在 1 年血管管腔丢失及靶血管再干预方面并未展示出明显优势，而 DCB 组截肢率更高，有荟萃分析提示膝下病变中 DCB 治疗与标准 POBA 的临床效果并无显著性差异[56]，因此 DCB 在膝下动脉的应用仍需进一步研究及观察。DCB 同样存在无法避免球囊扩张后的血管弹性回缩及夹层的发生，故 DCB 能否有效使用取决于腔内治疗的血管准备。另一方面，DCB 所载药物可能带来的诸如过敏、血管瘤样扩张、血管无复流、全因死亡率可能增加的现象值得重视及关注。载药支架是带有载药涂层的 BMS，载药支架在心血管病变应用广泛，随着载药支架在下肢动脉不断应用及支架载药浓度、载药方式的针对性调整，载药支架在下肢动脉治疗中也取得了较好的疗效。Eluvia 试验纳入 62 例长段慢性闭塞性股腘动脉病变，术后 12 个月通畅率可达 87%[57]。在膝下动脉方面，回顾性分析[58]提示载药支架在膝下动脉病变应用，术后 10 年免疫截肢率高达 90.4%，1 年、5 年、10 年免于再干预率分别为 79.7%、55.2%、49.7%。药涂支架在下肢动脉病变取得良好的临床疗效，但仍需更多临床试验提供更高级别的证据。

（5）下肢动脉腔内成形术的减容设备

下肢动脉减容（debulking）是指下肢动脉腔内治疗过程中使用特殊的器械进行动

脉腔内血栓或斑块清除，以恢复血管管腔并减少下肢动脉支架使用。目前国内常用的减容设备主要是以定向斑块切除术（directional atherectomy，DA）为代表的 SilverHawk/TurboHawk 和以激光消蚀术（excimer laser atherectomy，ELA）为代表的 Turbo Elite。DA 的主要适应证为短段、多处、分散病变及跨关节病变和高钙化病变，以减少多个、长段或跨关节支架的植入，又能克服 BMS、DCB 等其他治疗手段对高钙化病变疗效不佳的缺陷。为减少下肢动脉远端栓塞及垃圾腿的发生，DA 运作的过程中需配合使用动脉远端保护装置。ELA 以低能量准分子激光的物理作用对下肢病变进行消蚀治疗，工作过程中可通过激光的消蚀作用辅助导丝通过病变并同时起到减容的作用，可适用于血栓、斑块等多种病变的治疗，尤其是支架内再狭窄（in-stent restenosis，ISR）的治疗，是目前唯一获批准治疗 ISR 的减容方法。减容技术的基本原理决定其对血管内膜造成不可避免的损伤，故减容技术后的 DCB 联合应用是目前下肢动脉腔内治疗常规技术，既减容药涂治疗（directional atherectomy and anti-restenosis theraphy，DAART）技术，以期 DCB 与减容技术联合应用抑制和减少动脉内膜增生的发生，降低血管再狭窄率及提高下肢动脉中远期通畅率。DEFINITIVE-AR 临床研究结果提示 DAART 组于 DCB 组在 12 个月通畅率差异并无统计学意义，但在严重钙化病变和较长病变的亚组中，DAART 组 1 年血管通畅率优于 DCB 组，特别是 DA 后管腔狭窄＜30% 者通畅率明显高于＞30% 者[59]。这个可能提示，在长段、高钙化病变的 DAART 技术疗效优于单纯 DCB，且斑块旋切越彻底效果越好。同理，ELA 在腔内治疗后应该联用 DCB 以提高临床疗效。对于急性发病、影像学评估及凝血检验有提示，或术中导丝通过闭塞段相对顺利是应考虑下肢动脉血栓可能，可行导管溶栓术（catheter directed thrombolysis，CDT）或经皮机械去栓装置（percutaneous mechanical thrombectomy，PMT）等行优先处理血栓负荷，以减少血栓脱落风险，暴露血管真实病变情况。CDT 常使用专用的溶栓导管，操作简单且不需要特殊设备，是目前临床上应用最为广泛的血栓处理方法。CDT 一般溶栓耗时相对较长，对于下肢动脉急性闭塞存在保肢风险、病情急重、须快速恢复下肢血运的病例，仍存在不足，CDT 过程中，溶栓药物的长时间使用加剧了出血风险。为快速恢复下肢动脉血运，迅速清除下肢动脉血栓病变，目前 PMT 使用逐渐广泛，目前国内 PMT 设备主要有：Rotarex 和 Angiojet。前者为通过 Rotarex 导管前端高速旋转刀头使头端卵圆孔区产生涡流和负压，在推进或推后时对栓塞物质进行清除，可应用于急性和亚急性血栓性病变，后者通过"伯努利效应"原理，通过 Angiojet 导管前端高速水流冲刷产生真空负压抽吸及粉碎血栓，主要用于急性病变[60]。机械性血栓清除术具有微创、疗效快、溶栓剂耗量少、无溶栓潜在大出血等优点，机械性血栓清除术中越来越多采用 AngioJet 系统，再辅助导管接触溶栓，收到了良好的临床疗效。各种减容设备特点各异，需根据临床实际情况，个性化选择使用。

（6）下肢动脉腔内成形术的血管准备

下肢动脉腔内介入治疗手段不断丰富，特别是在 DCB 球囊及 DAART 技术的应用下，主张血管腔内尽可能不使用支架，迫不得已才选择合适补救性支架血管的理念慢慢深入人心，为达成这一目的，血管准备这一概念逐渐兴起。血管准备是应用球囊扩张、减容等技术手段进行动脉管腔准备，以达到恢复管腔、血管内容物清除、改善血管顺应性的目的，血管准备的程度及结果是决定采用下肢动脉支架或 DCB 等关键器械的主要因素。满意的下肢动脉血管准备应是最大程度的管腔恢复、最低限度的动脉弹性回缩（残余狭窄＜30%）和无限流型夹层的形成。对于下肢动脉夹层的评估主要参考冠脉病变夹层分型（NHLBI 分型）方法，即 A 型：血管腔内少许内膜撕裂透亮影，造影剂排空大致正常；B 型：平行的内膜撕裂成双腔，无明显造影剂滞留或轻度排空延迟；C 型：假腔形成伴造影剂排空延迟；D 型：螺旋形夹层伴造影剂滞留；E 型：新出现的持续造影剂充盈缺损；F 型：管腔完全闭塞。一般认为，C 型以上者为严重夹层，血流限制明显，需支架置入改善血流情况[41]。但在临床实践中，对夹层的分型和判断依赖术者的经验，治疗差异较大。故有学者使用动脉压力梯度测定和血管腔内超声等方法提高对下肢动脉腔内治疗后夹层性质判断的准确性。一般对于残余狭窄＞50% 或出现压力差＞10 mmHg（1mmHg=0.133 kPa）的夹层需要补救性支架治疗或减容治疗，即针对性地对残余狭窄或夹层处行 DA 治疗。

## 三、小结

下肢动脉硬化闭塞症是血管外科及介入科常见病，发病机制复杂，需要我们进一步探索其发病机制，下肢动脉介入腔内治疗已成为下肢动脉主流治疗手段，目前下肢动脉腔内治疗器械繁多，治疗理念不断更新，在临床工作中应根据患者情况制定个性化的治疗方案，根据不同的病变类型和技术条件，选择普通球囊成形术、DCB 及刻痕球囊等特殊球囊成形术、斑块切除技术、置管溶栓术、机械血栓清除术等不同的技术手段以获得最佳的临床效果。

☞ 参考文献

［1］下肢动脉硬化闭塞症诊治指南［J］. 中华普通外科学文献（电子版），2016（1）：1-18.

［2］Ross R. The pathogenesis of atherosclerosis: a perspective for the 1990s［J］. Nature，1993，362（6423）：801-809.

［3］Yu M，Tsai S F，Kuo Y M. The Therapeutic Potential of Anti-Inflammatory Exerkines in the Treatment of Atherosclerosis［J］. International journal of molecular sciences，2017，18（6）：1-29.

［4］IopL. Toward the Effective Bioengineering of a Pathological Tissue for Cardiovascular Disease Modeling: Old Strategies and New Frontiers for Prevention，Diagnosis，and Therapy［J］. Frontiers in cardiovascular medicine，2020，7：591583.

［5］诸骏仁，高润霖，赵水平，等. 中国成人血脂异常防治指南（2016 年修订版）［J］. 中华健康管理学杂志，2017，11（1）：7-28.

［6］Tao B，Kraehling J R，Ghaffari S，et al. BMP–9 and LDL crosstalk regulates ALK–1 endocytosis and LDL transcytosis in endothelial cells［J］. The Journal of biological chemistry，2020，295（52）：18179–18188.

［7］Yoshida H. An Intriguing and Important Concept Relevant to Oxidized Low–Density Lipoprotein and Atherogenesis is Still Problematic for its Contribution to the Better Understanding of Clinical Atherosclerosis［J］. Journal of atherosclerosis and thrombosis，2018，25（10）：1007–1008.

［8］Geovanini G R，Libby P. Atherosclerosis and inflammation：overview and updates［J］. Clinical science（London，England：1979），2018，132（12）：1243–1252.

［9］Ridker P M. From CANTOS to CIRT to COLCOT to Clinic：Will All Atherosclerosis Patients Soon Be Treated With Combination Lipid–Lowering and Inflammation–Inhibiting Agents?［J］. Circulation，2020，141（10）：787–789.

［10］Ren H Y，Khera A，de Lemos J A，et al. Soluble endothelial cell–selective adhesion molecule and incident cardiovascular events in a multiethnic population［J］. American heart journal，2017，191：55–61.

［11］Wolf D，Ley K. Immunity and Inflammation in Atherosclerosis［J］. Circulation research，2019，124（2）：315–327.

［12］Wang Z，Koenig A L，Lavine K J，et al. Macrophage Plasticity and Function in the Eye and Heart［J］. Trends in immunology，2019，40（9）：825–841.

［13］Zhi F，Zhou D，Bai F，et al. BrucellaVceC Mediated IRE1 Pathway and Inhibited CHOP–induced Apoptosis to Support Replication in Goat Trophoblast Cells［J］. International journal of molecular sciences，2019，20（17）.

［14］Bailey K A，Haj F G，Simon S I，et al. Atherosusceptible Shear Stress Activates Endoplasmic Reticulum Stress to Promote Endothelial Inflammation［J］. Scientific reports，2017，7（1）：8196.

［15］Wu M Y，Li C J，Hou M F，et al. New Insights into the Role of Inflammation in the Pathogenesis of Atherosclerosis［J］. International journal of molecular sciences，2017，18（10）.

［16］Liu Y，Woodard P K. Chemokine receptors：Key for molecular imaging of inflammation in atherosclerosis［J］. Journal of nuclear cardiology：official publication of the American Society of Nuclear Cardiology，2019，26（4）：1179–1181.

［17］Pirro M，Mannarino M R. Editorial commentary：Atherosclerosis and immunity：A perspective［J］. Trends in cardiovascular medicine，2019，29（6）：372–373.

［18］Gisterå A，Hansson G K. The immunology of atherosclerosis［J］. Nature reviews. Nephrology，2017，13（6）：368–380.

［19］Zhang K，Chen Y，Zhang T，et al. A Novel Role of Id1 in Regulating Oscillatory Shear Stress–Mediated Lipid Uptake in Endothelial Cells［J］. Annals of biomedical engineering，2018，46（6）：849–863.

［20］Souilhol C，Serbanovic–Canic J，Fragiadaki M，et al. Endothelial responses to shear stress in atherosclerosis：a novel role for developmental genes［J］. Nature reviews. Cardiology，2020，17（1）：52–63.

［21］Li B，He J，Lv H，et al. c–Abl regulates YAPY357 phosphorylation to activate endothelial atherogenic responses to disturbed flow［J］. The Journal of clinical investigation，2019，129（3）：1167–1179.

［22］Halliday A，Bax J J. The 2017 ESC Guidelines on the Diagnosis and Treatment of Peripheral Arterial Diseases，in Collaboration With the European Society for Vascular Surgery（ESVS）［J］. European journal of vascular and endovascular surgery：the official journal of the European Society for Vascular Surgery，2018，55（3）：301–302.

［23］Selvin E，Erlinger T P. Prevalence of and risk factors for peripheral arterial disease in the United States：results from the National Health and Nutrition Examination Survey，1999–2000［J］. Circulation，2004，110（6）：738–743.

［24］Song P，Rudan D，Wang M，et al. National and subnational estimation of the prevalence of peripheral artery disease（PAD）in China：a systematic review and meta–analysis［J］. Journal of global health，2019，9（1）：10601.

［25］Wang Z，Wang X，Hao G，et al. A national study of the prevalence and risk factors associated with peripheral arterial disease from China：The China Hypertension Survey，2012–2015［J］. International journal of cardiology，2019，275：165–170.

［26］Beckman J A，Duncan M S，Damrauer S M，et al. Microvascular Disease，Peripheral Artery Disease，and Amputation［J］. Circulation，2019，140（6）：449–458.

［27］Joosten M M, Pai J K, Bertoia M L, et al. Associations between conventional cardiovascular risk factors and risk of peripheral artery disease in men［J］. JAMA, 2012, 308（16）: 1660-1667.

［28］Emdin C A, Anderson S G, Callender T, et al. Usual blood pressure, peripheral arterial disease, and vascular risk: cohort study of 4. 2 million adults［J］. BMJ（Clinical research ed. ）, 2015, 351: h4865.

［29］Ebtehaj S, Gruppen E G, Bakker S, et al. HDL（High-Density Lipoprotein）Cholesterol Efflux Capacity Is Associated With Incident Cardiovascular Disease in the General Population［J］. Arteriosclerosis, thrombosis, and vascular biology, 2019, 39（9）: 1874-1883.

［30］Davies J H, Richards J, Conway K, et al. Primary care screening for peripheral arterial disease: a cross-sectional observational study［J］. The British journal of general practice: the journal of the Royal College of General Practitioners, 2017, 67（655）: e103-e110.

［31］Shah N P, Pajidipati N J, McGarrah R W, et al. Lipoprotein（a）: An Update on a Marker of Residual Risk and Associated Clinical Manifestations［J］. The American journal of cardiology, 2020, 126: 94-102.

［32］Nativel M, Potier L, Alexandre L, et al. Lower extremity arterial disease in patients with diabetes: a contemporary narrative review［J］. Cardiovascular diabetology, 2018, 17（1）: 138.

［33］Annex B H, Cooke J P. New Directions in Therapeutic Angiogenesis and Arteriogenesis in Peripheral Arterial Disease［J］. Circulation research, 2021, 128（12）: 1944-1957.

［34］Amarenco P, Kim J S, Labreuche J, et al. A Comparison of Two LDL Cholesterol Targets after Ischemic Stroke［J］. The New England journal of medicine, 2020, 382（1）: 9.

［35］Dopheide J F, Veit J, Ramadani H, et al. Adherence to statin therapy favours survival of patients with symptomatic peripheral artery disease［J］. European heart journal. Cardiovascular pharmacotherapy, 2021, 7（4）: 263-270.

［36］Thomas Manapurathe D, Krishna S M, Dewdney B, et al. Effect of blood pressure lowering medications on leg ischemia in peripheral artery disease patients: A meta-analysis of randomisedcontrolled trials［J］. PloS one, 2017, 12（6）: e178713.

［37］Bauersachs R M, Szarek M, Brodmann M, et al. Total Ischemic Event Reduction With Rivaroxaban After Peripheral Arterial Revascularization in the VOYAGER PAD Trial［J］. Journal of the American College of Cardiology, 2021, 78（4）: 317-326.

［38］Klonizakis M, Bianchi S M, Gernigon M, et al. Real-life adaptations in walking patterns in patients with established peripheral arterial disease assessed using a global positioning system in the community: a cohort study［J］. Clinical physiology and functional imaging, 2018, 38（5）: 889-894.

［39］Wallen M P, Hall A, Dias K A, et al. Impact of beta-blockers on cardiopulmonary exercise testing in patients with advanced liver disease［J］. Alimentary pharmacology &therapeutics, 2017, 46（8）: 741-747.

［40］Piepoli M F, Hoes A W, Agewall S, et al. 2016 European Guidelines on cardiovascular disease prevention in clinical practice: The Sixth Joint Task Force of the European Society of Cardiology and Other Societies on Cardiovascular Disease Prevention in Clinical Practice（constituted by representatives of 10 societies and by invited experts）Developed with the special contribution of the European Association for Cardiovascular Prevention & Rehabilitation（EACPR）［J］. European heart journal, 2016, 37（29）: 2315-2381.

［41］Fujihara M, Takahara M, Sasaki S, et al. Angiographic Dissection Patterns and Patency Outcomes After Balloon Angioplasty for Superficial Femoral Artery Disease［J］. Journal of endovascular therapy: an official journal of the International Society of Endovascular Specialists, 2017, 24（3）: 367-375.

［42］Mustapha J A, Lansky A, Shishehbor M, et al. A prospective, multi-center study of the chocolate balloon in femoropopliteal peripheral artery disease: The Chocolate BAR registry［J］. Catheterization and cardiovascular interventions: official journal of the Society for Cardiac Angiography & Interventions, 2018, 91（6）: 1144-1148.

［43］Barath P, Fishbein M C, Vari S, et al. Cutting balloon: a novel approach to percutaneous angioplasty［J］. The American journal of cardiology, 1991, 68（11）: 1249-1252.

［44］Hajibandeh S, Hajibandeh S, Antoniou S A, et al. Treatment strategies for in-stent restenosis in peripheral arterial disease: a systematic review［J］. Interactive cardiovascular and thoracic surgery, 2019, 28（2）: 253-261.

［45］Goya S, Wada T, Shimada K, et al. Combined cutting balloon and conventional balloon angioplasty in a dog with supravalvular pulmonary stenosis ［ J ］. The Journal of veterinary medical science，2018，80（11）：1754-1757.

［46］Zhou Y，Zhang Z，Lin S，et al. Comparative Effectiveness of Endovascular Treatment Modalities for De Novo Femoropopliteal Lesions：A Network Meta-analysis of Randomized Controlled Trials ［ J ］. Journal of endovascular therapy：an official journal of the International Society of Endovascular Specialists，2020，27（1）：42-59.

［47］Khattab M H，Sherry A D，Barker C M. The birth，decline，and contemporary re-emergence of endovascular brachytherapy for prevention of in-stent restenosis ［ J ］. Brachytherapy，2021，20（2）：485-493.

［48］Schillinger M，Sabeti S，Dick P，et al. Sustained benefit at 2 years of primary femoropopliteal stenting compared with balloon angioplasty with optional stenting ［ J ］. Circulation，2007，115（21）：2745-2749.

［49］Lin T C，Chen P L，Lee C Y，et al. Covered stent versus bare-metal stents for chronic total occluded long complicated femoropopliteal lesions：A 2-year single center review ［ J ］. Journal of the Chinese Medical Association：JCMA，2019，82（1）：44-49.

［50］Diaz-Sandoval L J. Commentary：One-Year Outcomes of Endovascular Therapy of the Femoropopliteal Segment With Supera Interwoven Nitinol Stents：Mimetism，Myths，or Truth？［ J ］. Journal of endovascular therapy：an official journal of the International Society of Endovascular Specialists，2020，27（1）：66-68.

［51］Maleckis K，Deegan P，Poulson W，et al. Comparison of femoropopliteal artery stents under axial and radial compression，axial tension，bending，and torsion deformations ［ J ］. Journal of the mechanical behavior of biomedical materials，2017，75：160-168.

［52］Steiner S，Schmidt A，Zeller T，et al. COMPARE：prospective，randomized，non-inferiority trial of high- vs. low-dose paclitaxel drug-coated balloons for femoropopliteal interventions ［ J ］. European heart journal，2020，41（27）：2541-2552.

［53］Mwipatayi B P，Perera K，Daneshmand A，et al. First-in-man experience of self-expanding nitinol stents combined with drug-coated balloon in the treatment of femoropopliteal occlusive disease ［ J ］. Vascular，2018，26（1）：3-11.

［54］de Boer S W，van den Heuvel D，de Vries-Werson D，et al. Short-term Results ofthe RAPID Randomized Trial of the Legflow Paclitaxel-Eluting Balloon With Supera Stenting vs Supera Stenting Alone for the Treatment of Intermediate and Long Superficial Femoral Artery Lesions ［ J ］. Journal of endovascular therapy：an official journal of the International Society of Endovascular Specialists，2017，24（6）：783-792.

［55］Liistro F，Porto I，Angioli P，et al. Drug-eluting balloon in peripheral intervention for below the knee angioplasty evaluation（DEBATE-BTK）：a randomized trial in diabetic patients with critical limb ischemia［ J ］. Circulation，2013，128（6）：615-621.

［56］Cassese S，Ndrepepa G，Liistro F，et al. Drug-Coated Balloons for Revascularization of Infrapopliteal Arteries：A Meta-Analysis of Randomized Trials ［ J ］. JACC. Cardiovascular interventions，2016，9（10）：1072-1080.

［57］Bisdas T，Beropoulis E，Argyriou A，et al. 1-Year All-Comers Analysis of the Eluvia Drug-Eluting Stent for Long Femoropopliteal Lesions After Suboptimal Angioplasty ［ J ］. JACC. Cardiovascular interventions，2018，11（10）：957-966.

［58］Spiliopoulos S，Theodosiadou V，Katsanos K，et al. Long-Term Clinical Outcomes of Infrapopliteal Drug-Eluting Stent Placement for Critical Limb Ischemia in Diabetic Patients ［ J ］. Journal of vascular and interventional radiology：JVIR，2015，26（10）：1423-1430.

［59］Zeller T，Langhoff R，Rocha-Singh K J，et al. Directional Atherectomy Followed by a Paclitaxel-Coated Balloon to Inhibit Restenosis and Maintain Vessel Patency：Twelve-Month Results of the DEFINITIVE AR Study ［ J ］. Circulation. Cardiovascular interventions，2017，10（9）：e4848.

［60］包俊敏. 下肢动脉硬化闭塞症腔内治疗技术新进展与评价 ［ J ］. 中国实用外科杂志，2018，38（12）：1436-1439.

（刘文导　魏启明）

# 第二章

# 下肢静脉曲张的介入微创治疗进展

静脉疾病约占血管外科疾病的60%，常发生于下肢[1]。中国数据显示下肢静脉疾病的患病率为8.89%，即近1亿患者，每年新发病率为0.5%～3.0%，慢性下肢静脉疾病是常见的血管病和多发病[2]，其发生率随着年龄的增长而增加，女性发病率高于男性[3]。

## 一、下肢静脉曲张的基础应用

### （一）病因和病理生理

静脉曲张是慢性静脉疾病的一部分，包括蜘蛛毛细血管扩张、网状静脉和真静脉曲张。静脉曲张的风险因素可分为激素、生活方式、获得性和遗传性。吸烟是静脉曲张和更严重的慢性静脉疾病（包括静脉溃疡）的一个重要可改变的危险因素，在没有原发性静脉疾病的情况下，深静脉血栓形成（DVT）后的血栓后综合征可能导致静脉曲张[4-6]。

下肢静脉引流是由浅静脉网络通过小穿支静脉连接深静脉完成的，这些静脉系统中的任何一种疾病都可能导致静脉曲张，且症状和严重程度随着受影响系统的数量而增加[7]。通过各种病理生理机制，静脉壁随着时间的推移逐渐退化导致静脉曲张。静脉曲张通常形成于大隐静脉和小隐静脉，但也可发生于分支血管。髂静脉或下腔静脉阻塞可导致广泛的静脉曲张。

静脉高压、静脉瓣膜功能不全、静脉壁结构改变、炎症和切应力变化是导致静脉曲张的主要病理生理机制[8]。静脉高压是由静脉瓣膜功能不全、静脉流出梗阻或小腿肌泵衰竭引起的回流引起。静脉回流可能发生在浅静脉系统或深静脉系统中的一个或两个部分，并导致静脉瓣膜功能不全区域下的静脉高压。在穿支静脉功能不全的患者中，小腿肌肉收缩时深静脉产生的高压可直接传递到浅表系统。静脉瓣膜功能不全可由瓣膜小叶变形、撕裂、变薄和粘连引起。静脉壁的结构改变导致病理性退化并最终导致扩张。

在静脉曲张节段的组织学研究中，观察到 I 型胶原产生过多，III 型胶原合成减少，平滑肌细胞和弹性蛋白纤维排列被破坏在静脉曲张标本中观察到基质金属蛋白酶组织抑制剂水平的增加可能有利于细胞外基质在静脉壁的沉积[9]。在曲张静脉壁中也观察到转化生长因子 β1 和成纤维细胞生长因子 β 水平的增加，这可能有助于结构降解[10]。在动物模型中，静脉瓣膜长期暴露于高压下，中性粒细胞、单核细胞、巨噬细胞、淋巴细胞的浓度和基质金属蛋白酶水平升高随着时间的推移，暴露在高压下的静脉瓣膜表现出不利的重构，并导致叶的长度和厚度减少。湍流、逆流和剪切应力的降低促进炎症和血栓前病变，这可能进一步导致静脉壁和瓣叶结构和功能完整性的丧失[11, 12]。

## （二）临床表现和诊断

静脉曲张可根据 CEAP 分类进行分类，该分类考虑类别（C1-6）、病因（E）、解剖学（A）和病理生理学（P）。蜘蛛毛细血管扩张和网状静脉（C1）分别描述了扩张的皮内小静脉（直径 < 1mm）和扩张的、不可触及的皮下静脉（直径 1 ~ 3mm）。真正的静脉曲张（C2）是"绳状"扩张，可触及的皮下静脉（>直径 3mm）。各种类型的静脉曲张都可能存在严重的外观问题。静脉曲张的症状因其大小和程度而异。最初的症状和体征局限于静脉曲张区域，包括疼痛或搏动不适、灼烧、瘙痒和皮肤干燥刺激。较严重的慢性静脉疾病（较高的 CEAP 级）伴静脉瓣膜功能不全，症状和体征如腿部沉重和疲劳、抽筋、色素沉着、水肿、皮肤纤维化（脂肪皮肤硬化）和溃疡[7]。

临床检查静脉曲张患者的临床评价始于体格检查，充分的体格检查可以确定静脉疾病的类型、位置、程度和可能的原因。站姿时应检查静脉曲张，检查是否有红斑、压痛或硬化，提示浅表静脉血栓形成。Brodie-Trendelenburg 试验可以帮助区分浅静脉和深静脉功能不全，Perthes 试验可区分深静脉功能不全和梗阻。影像学的作用是明确静脉曲张的原因或考虑采取干预措施，应进行静脉超声检查以评估浅静脉和深静脉回流。静脉反流定义为在远端人工增强后 > 持续 0.5 秒的逆行[13]。静脉超声也可以检测深静脉或浅静脉血栓形成。如果怀疑髂静脉节段、下腔静脉阻塞或外源性压迫，可能需要额外的影像学检查，如计算机断层静脉成像、磁共振静脉成像或介入静脉造影[14, 15]。

# 二、下肢静脉曲张介入微创治疗

## （一）介入微创治疗背景

下肢静脉曲张如果不纠正相关因素、不进行治疗，静脉曲张的严重程度可能会进一步恶化。更严重的慢性静脉功能不全，包括下肢水肿和静脉溃疡，可能会发展并导致生活质量和功能状态的进一步下降。当曲张静脉特别浅表、粗大且突出于身体表面时，可能会发生曲张静脉团形成血栓或破裂并出血。传统外科手术所采用的大隐静脉高位结扎术和曲张静脉剥脱术有悠久的历史，但因术后疼痛明显和恢复期较长，患者往往难以接受，且大隐静脉高位结扎术结合曲张静脉剥脱术的复发率为18%～29%，单一的大隐静脉高位结扎术的复发率更是高达45%～71%[16]。随着介入放射学技术广泛应用，更多的是利用射频、激光或注入硬化剂等方法达到"剥脱"静脉曲张的目的。

## （二）隐静脉功能不全的射频消融治疗

大隐静脉返流是原发性慢性静脉疾病最常见的原因之一。在静脉腔内消融术之前，大隐静脉高位结扎加剥脱术是治疗症状性浅表静脉功能不全的标准术式，该术式复发率高、术后疼痛和恢复时间长。射频消融术（RFA）用于治疗无功能大隐静脉于1998年首次在欧洲推出，并于1999年被美国食品药品管理局（FDA）批准使用。

射频导管头端输送200～3000MHz高频电磁波并产生热效应（70～120℃），高温使大隐静脉内皮细胞脱落伴中层并胶原纤维变性，迅速机化导致静脉壁增厚、管腔收缩及纤维化闭合静脉。射频电极的热量范围不到1cm，不仅使局部组织高热、变性达到治疗目的，同时还能保证操作的安全性，加上血管周围肿胀麻醉的作用，热能在向周围组织传递时被快速消散。

当射频导管成功通过整条静脉，应注意将导管的尖端回撤至距离隐静脉、股静脉交汇处至少2cm的部位。当处理小隐静脉病变时，导管尖端放置于该静脉向隐静脉、腘静脉连接处开始向下弯曲的部位，这种情况下导管头端通常距离该交叉点的距离＞2cm。肿胀麻醉技术的使用有重要的意义，首先，它可以提供静脉压迫，有利于射频导管与静脉壁接触；其次，麻醉本身可以提高患者的舒适度；再次，肿胀麻醉液可以环绕静脉避免损伤附近的皮肤、软组织和神经；最后，其携带大量稀释的麻醉药物，从而避免了利多卡因的毒性作用。

使用射频消融导管时，可以按下手柄上的按钮启动能量输送，加热元件的外部压缩作为辅助措施有利于静脉与导管加热部件的接触，通过双重探头就可以实现。默认设置下，发射器在20秒之后自动终止能量输送。操作人员可以将导管移至下一个6.5cm的区段进行后续治疗。导管上的轴标记有利于治疗过程中对导管进行重新定位。对于交界处附近的第一个静脉段可以进行两个能量周期的治疗。当导管撤出，不应再次进入刚完成的治疗区域。治疗完成后建议患者术后立即活动，穿弹力袜至少1周。静脉内射频血管消融术后2年的随访期内90%的患肢未见静脉返流，94%被治疗的静脉经多普勒超声检查未再显示。与传统外科治疗比，术后疼痛、康复时间和治疗费用均明显降低[17]。

### （三）隐静脉功能不全的激光消融治疗

1999 年，Min 等[18]率先将激光消融治疗静脉曲张应用于临床。腔内激光消融的作用原理是应用光纤在静脉腔内输送不同波长的激光，光纤头端产生高热能量，致使静脉内皮细胞和静脉壁损伤，同时气化血液产生高温，使血液高凝甚至碳化，静脉内广泛血栓形成，最终形成纤维化而闭锁静脉主干及其属支[19]。同时，术中需在超声引导下将激光光纤放置于隐静脉、股静脉汇合处下方 2cm 处，周围环形注射肿胀麻醉液，逐段闭合大隐静脉主干。近年来，激光消融临床应用广泛，疗效确切，已被全世界广泛接受[20]。

通过组织学检查结果表明，与射频消融相比，激光消融可以造成更广泛的静脉壁损伤和更高概率的穿孔[21]。低波长激光针对血红蛋白作为主要吸收靶点，最新应用的更高波长的激光，以静脉壁中的水分为主要吸收靶点。随着系统中使用能量的降低，患者的疼痛和皮肤瘀斑也在相应减少。不同激光发射仪使用不同尺寸和规格的激光纤维，较早的系统使用头端裸露的纤维，而近期，头端有包被的、中心性或径向纤维更常被使用，如此产生的静脉壁损伤更均匀，从而可以降低静脉穿孔、术后皮下瘀血和感觉不适等风险[22-24]。

常规手术操作过程：将大腿近端至穿刺部位消毒，手术区用无菌纱布铺巾。穿刺点常选择膝盖正下方，贺海朋等[25]认为穿刺膝关节上方和下方都是安全有效的，主要并发症没有差异。在穿刺部位局部麻醉剂浸润后，在超声引导下将穿刺针插入静脉。使用Seldinger 技术利用微穿刺系统穿刺并置入 5F 鞘管，在将导丝插入静脉后，在导丝引导下鞘管在静脉中推进，直到超声确认其位于隐静脉、股静脉交汇处下方 2cm 处，或仅低于小隐静脉汇入深静脉水平。超声引导下将肿胀麻醉液注射到静脉周围以确保足够的麻醉，压缩静脉以获得更好的热效应，并保护周围静脉结构免受热损伤。必须清楚地确定几个重要的解剖标志：腹壁浅静脉、大隐静脉、股总静脉、股静脉。在治疗开始前注射局部麻醉剂会模糊这些解剖标志，严重影响术者看到激光纤维头端到达安全的最终位置[26]。然后以每秒 1 ~ 3mm 的速率抽出鞘和（或）激光纤维，近端 10cm 抽出速度稍慢，远端抽出速度稍快。一般来说，低波长激光发射仪提供 60 ~ 100J/cm 的激光能量，高波长激光发射仪提供 40 ~ 60J/cm 的激光能量能够达到治疗目的。手术结束后建议患者即刻下地行走，穿弹力袜加压包扎。

### （四）静脉曲张的硬化治疗

早在 1682 年，就有学者尝试通过静脉内注射药物来治疗静脉曲张的。19 世纪 30年代开始，鱼肝油酸钠开始作为硬化剂使用[27]。随着不同种类硬化剂的出现和注射技术的提高，硬化治疗的效果有了很大的提升。十四烷基磺酸钠和聚多卡醇在随后几十年里被广泛应用于硬化治疗[28]，而国内常用药物为聚桂醇。

**1. 液体硬化剂**

液体硬化治疗仍然是治疗小的静脉曲张（< 3mm）及毛细血管扩张的主要方法。液体硬化疗法是在静脉内注射适量的药物，通过破坏静脉壁，对静脉造成彻底的损坏从而闭合静脉。大部分小的静脉曲张主要是美观问题，部分患者也会有疼痛、烧灼感及肿胀的症状。静脉的有效硬化取决于适当浓度的硬化剂和静脉壁之间有足够的接触时间，从而破坏管壁并诱发血管痉挛。浓度过低或者接触时间太短可能只会导致血栓形成，浓度过高则会导致反应过于强烈从而导致并发症的发生。对于直径 1 ~ 3mm 的静脉，用浓度较高的硬化剂。对于直径< 1mm 的静脉，用浓度较低的硬化剂。

**2. 泡沫硬化剂**

泡沫硬化是液体硬化剂与空气混合后的一种形式。将泡沫硬化剂注入静脉内，可以起到排空血液和刺激血管内膜的作用，导致静脉萎陷、血管内无菌性炎症，最终形成纤维索条使静脉腔永久性闭塞。建议采用 Tessari 法制作泡沫硬化剂[29]。一般采用空气作为制作泡沫硬化剂的气体成分，如临床有条件的也推荐使用二氧化碳，可以减少气栓的发生率。操作方法包括直视下硬化疗法和超声引导下硬化疗法。穿刺成功后排空浅静脉内血流，以 10 ~ 20cm 的间隔在大隐静脉走行处注射"新鲜"微泡沫。小隐静脉曲张泡沫硬化治疗，近端穿刺点位于隐静脉、腘静脉交界处的远端，远端穿刺点通常位于踝关节以上的小隐静脉。

对于原发性和复发性静脉曲张，泡沫硬化剂治疗是一种临床有效且经济实用的治疗方法，可在门诊及日间手术室中安全地实施。但是，术后复发率较高，仍需要进一步的观察研究和随机对照试验来优化患者的选择、提高泡沫硬化剂的技术，并且进行长期随访。

## （五）其他新型腔内技术

### 1. 机械闭塞加化学辅助消融

机械闭塞加化学辅助消融（mechanical occlusion with chemical-assisted ablation，MOCA）于 2009 年进行首次人体试验[30]。其工作原理是通过旋转导丝对内皮细胞进行机械破坏，同时注入液体硬化剂进行化学破坏。机械破坏内皮细胞后可使硬化剂穿透血管内膜，从而发生膜损伤和瘢痕形成而闭塞血管。此治疗方式 1 年闭塞率为 96%，且并发症少[31]。

### 2. 氰基丙烯酸酯栓塞

氰基丙烯酸酯栓塞（cyanoacrylate embolization，CAE）是另一种非热非肿胀技术，其最大的优点是无须肿胀麻醉液及较少的神经损伤。其原理是利用导管将特别配制的氰基丙烯酸酯（CA）黏合剂栓塞目标静脉，胶一旦进入血管中，会立即凝结致使血管闭塞。异物反应引起血管内炎症反应，最终导致纤维化闭塞[32]，相较于热消融，CAE 完全闭塞的时间更快，但血管开放率更高[33]。

**3. 静脉封堵辅助硬化治疗**

静脉封堵辅助硬化治疗（venous block-assisted sclerosing，VBAS）是一种从内部结扎股隐静脉汇合处，或隐腘静脉汇合处伴同期硬化治疗方式。静脉封堵器在上述静脉汇合出处下 2cm 释放，同时开始排除静脉血并注入硬化剂[34]。

# 三、小结

在临床工作中，患者的病情往往比较复杂，单纯应用某一种微创方法很难达到满意的治疗效果，下肢静脉曲张的治疗应联合应用多种微创技术，各取所长，优势互补，通过多种微创方式，使下肢静脉曲张的治疗获得满意的效果。随着科学技术的发展，各种新型的治疗方案也层出不穷，但新技术的使用应该结合患者的具体情况。术前对患者全面而准确的评估仍然是选择术式、制定方案的根本前提。只有这样，才能最大限度地发挥介入微创治疗的优势，将患者的痛苦与风险降至最低，并取得满意的治疗效果。

☞ **参考文献**

［1］Callam M J. Epidemiology of varicose veins［J］. The British journal of surgery，1994，81（2）：167-173.

［2］中华医学会外科学分会血管外科学组. 中国慢性静脉疾病诊断与治疗指南［J］. 中华医学杂志，2019，99（39）：3047-3061.

［3］Brand F N，Dannenberg A L，Abbott R D，et al. The epidemiology of varicose veins：the Framingham Study［J］. American journal of preventive medicine，1988，4（2）：96-101.

［4］Fowkes F G，Evans C J，Lee A J. Prevalence and risk factors of chronic venous insufficiency［J］. Angiology，2001：S5-S15.

［5］Rabe E，Pannier-Fischer F，Gerlach H，et al. Guidelines for sclerotherapy of varicose veins［J］. Dermatologic surgery：official publication for American Society for Dermatologic Surgery，2004，30（5）：687-693，693.

［6］Evans C J，Fowkes F G，Ruckley C V，et al. Prevalence of varicose veins and chronic venous insufficiency in men and women in the general population：Edinburgh Vein Study［J］. Journal of epidemiology and community health（1979），1999，53（3）：149-153.

［7］Eklöf B，Rutherford R B，Bergan J J，et al. Revision of the CEAP classification for chronic venous disorders：consensus statement［J］. Journal of vascular surgery，2004，40（6）：1248-1252.

［8］Hamdan A. Management of varicose veins and venous insufficiency［J］. JAMA，2012，308（24）：2612-2621.

［9］Maurel E，Azema C，Deloly J，et al. Collagen of the normal and the varicose human saphenous vein：a biochemical study［J］. Clinica chimica acta；international journal of clinical chemistry，1990，193：27-37.

［10］Hasan A，Murata H，Falabella A，et al. Dermal fibroblasts from venous ulcers are unresponsive to the action of transforming growth factor-beta 1［J］. Journal of dermatological science，1997，16（1）：59-66.

［11］Saito S，Trovato M J，You R，et al. Role of matrix metalloproteinases 1，2，and 9 and tissue inhibitor of matrix metalloproteinase-1 in chronic venous insufficiency［J］. Journal of vascular surgery，2001，34（5）：930-938.

［12］Herouy Y，Trefzer D，Hellstern M O，et al. Plasminogen activation in venous leg ulcers［J］. The British journal of dermatology，2000，143（5）：930-936.

［13］时德，赵渝. 下肢慢性静脉功能不全治疗的再认识［J］. 中国普外基础与临床杂志，2009，16（6）：421-424.

［14］刘宏科，侯安朝，贾岚. 彩色超声诊断下肢静脉曲张临床有效性分析［J］. 影像研究与医学应用，201，2（9）：139-141.

［15］Gloviczki P，Comerota A J，Dalsing M C，et al. The care of patients with varicose veins and associated chronic venous diseases：clinical practice guidelines of the Society for Vascular Surgery and the American Venous Forum［J］. Journal of vascular surgery，2011，53：2S-48S.

［16］Rasmussen L H，Bjoern L，Lawaetz M，et al. Randomised clinical trial comparing endovenous laser ablation with stripping of the great saphenous vein：clinical outcome and recurrence after 2 years［J］. European journal of vascular and endovascular surgery：the official journal of the European Society for Vascular Surgery，2010，39（5）：630-635.

［17］Rautio T，Ohinmaa A，Perälä J，et al. Endovenous obliteration versus conventional stripping operation in the treatment of primary varicose veins：a randomized controlled trial with comparison of the costs［J］. Journal of vascular surgery，2002，35（5）：958-965.

［18］Min R J，Zimmet S E，Isaacs M N，et al. Endovenous laser treatment of the incompetent greater saphenous vein［J］. Journal of vascular and interventional radiology：JVIR，2001，12（10）：1167-1171.

［19］Navarro L，Min R J，Boné C. Endovenous laser：a new minimally invasive method of treatment for varicose veins—preliminary observations using an 810 nm diode laser［J］. Dermatologic surgery：official publication for American Society for Dermatologic Surgery［et al.］，2001，27（2）：117-122.

［20］Park J A，Park S W，Chang I S，et al. The 1，470-nm bare-fiber diode laser ablation of the great saphenous vein and small saphenous vein at 1-year follow-up using 8-12 W and a mean linear endovenous energy density of 72 J/cm［J］. Journal of vascular and interventional radiology：JVIR，2014，25（11）：1795-1800.

［21］Weiss R A. Comparison of endovenous radiofrequency versus 810 nm diode laser occlusion of large veins in an animal model［J］. Dermatologic surgery：official publication for American Society for Dermatologic Surgery［et al.］，2002，28（1）：56-61.

［22］Doganci S，Demirkilic U. Comparison of 980 nm laser and bare-tip fibre with 1470 nm laser and radial fibre in the treatment of great saphenous vein varicosities：a prospective randomised clinical trial［J］. European journal of vascular and endovascular surgery：the official journal of the European Society for Vascular Surgery，2010，40（2）：254-259.

［23］Yamamoto T，Sakata M. Influence of fibers and wavelengths on the mechanism of action of endovenous laser ablation［J］. Journal of vascular surgery. Venous and lymphatic disorders，2014，2（1）：61-69.

［24］Vuylsteke M E，Thomis S，Mahieu P，et al. Endovenous laser ablation of the great saphenous vein using a bare fibre versus a tulip fibre：a randomised clinical trial［J］. European journal of vascular and endovascular surgery：the official journal of the European Society for Vascular Surgery，2012，44（6）：587-592.

［25］贺海朋，蔡双红，招扬，等. 超声引导下不同穿刺部位射频消融治疗大隐静脉曲张的近期疗效分析［J］. 中山大学学报（医学科学版），2020，41（02）：288-293.

［26］陈磊，缪冬镠，朱志刚，等. 超声引导下隐筋膜间隙肿胀液麻醉在大隐静脉激光闭合术中的应用［J］. 临床超声医学杂志，2018，20（1）：60-62.

［27］Patey D，Tatham R C. Late results of injection treament of varicose veins［J］. British medical journal，1933，2（3801）：861-862.

［28］Schwartz L，Maxwell H. Sclerotherapy for lower limb telangiectasias［J］. The Cochrane database of systematic reviews，2011（12）：D8826.

［29］聚桂醇注射液治疗下肢静脉曲张微循环专家共识［J］. 血管与腔内血管外科杂志，2020，6（05）：377-381.

［30］Elias S，Raines J K. Mechanochemical tumescentless endovenous ablation：final results of the initial clinical trial〔J〕. Phlebology, 2012, 27（2）: 67-72.

〔31〕Elias S, Lam Y L, Wittens C H. Mechanochemical ablation: status and results〔J〕. Phlebology, 2013: 10-14.

〔32〕Eroglu E, Yasim A. A randomised clinical trial comparing N-Butyl cyanoacrylate, radiofrequency ablation and endovenous laser ablation for the treatment of superficial venous incompetence: two year follow up results〔J〕. Eur J Vasc Endovasc Surg, 2018, 56（4）: 553-560.

〔33〕Morrison N, Gibson K, Vasquez M, et al. VeClose trial 12-month outcomes of cyanoacrylate closure versus radiofrequency ablation for incompetent great saphenous veins〔J〕. Journal of vascular surgery. Venous and lymphatic disorders, 2017, 5（3）: 321-330.

〔34〕Farber A, Belenky A, Malikova M, et al. The evaluation of a novel technique to treat saphenous vein incompetence: preclinical animal study to examine safety and efficacy of a new vein occlusion device〔J〕. Phlebology, 2014, 29（1）: 16-24.

（刘文导　魏启明）

# 第三章

# 下肢深静脉血栓介入治疗进展

## 一、背景

静脉血栓栓塞症（venous thromboembolism，VTE）的发病率为每年在每 1000 人中发生 1～2 例，是一种严重的内科疾病，主要表现为深静脉血栓形成（deep venous thrombosis，DVT）、肺栓塞（pulmonary embolism，PE），或两者兼有[1-3]。全球每年有超过 10 万人因患 VTE 及其相应严重并发症而死亡，VTE 也是住院患者中最需要预防的死亡原因之一[4]。尽管进行了必要的抗凝治疗，但仍有相当大比例的急性 DVT 或 PE 患者可能遭受致残后遗症，如血栓后综合征（postthrombotic syndrome，PTS）、复发性 VTE 或慢性血栓栓塞性肺动脉高压（chronic thromboembolic pulmonary hypertension，CTEPH）[1, 5]。考虑到现代医学治疗的局限性，在过去 20 年里，血管内治疗模式在努力减轻急性和慢性的静脉血栓栓塞并发症方面取得了重要进展[6, 7]。

## 二、静脉血栓栓塞介入治疗的基本原理

下肢 DVT 最严重的急性并发症是 PE 和淡蓝色结节（phlegmasia cerulea dolens，PCD）。有研究显示在高达 30% 的患病病例中，PE 是静脉血栓栓塞患者即时和长期死亡的主要原因[1, 8]。DVT 可导致患者整个肢体严重疼痛和肿胀，并引起动脉循环障碍和急性肢体缺血，明显增加间质和静脉压力。下肢 DVT（复发性静脉血栓栓塞和 PTS）的慢性并发症经常使患者虚弱，高达 25% 的静脉血栓栓塞患者有可能复发，那些长期不接受抗凝治疗的患者在 10 年内复发的风险超过 50%[1, 9]。已有研究表明，在有症状的下肢 DVT 指标诊断后的 2 年内，高达 50% 的患者会出现 PTS[9-11]。在正常生理条件下，静脉压力在患者直立不动时最高，随着行走、小腿和大腿肌肉的收缩作用逐渐减轻压力；这个动作，加上有效的静脉瓣膜，帮助血液回流到下腔静脉。急性静脉血栓形成

导致阻塞和局部炎症，进而导致瓣膜功能不全和回流。在血栓形成后的急性期，可出现局部流出道梗阻和炎症导致的瓣膜反流。随着时间的推移，可以发生血管再通，但往往瓣膜功能不全。因此，在患病状态下，患者会经历动态静脉高压，如果持续下去，会导致病理重塑，严重影响血管壁的完整性[12]。这种情况在临床上可表现为肢体水肿、皮肤变色、溃疡和伤口愈合不良，这是 PTS 的典型特征。

从经济和卫生保健相关生活质量的角度来看，发展 PTS 的后果往往是严重的[13, 14]。重度 PTS 患者的生活质量指标与癌症或充血性心力衰竭的患者相似，深静脉血栓的解剖程度与 PTS 的发生率和严重程度相关[13]。累及髂静脉和股静脉的 DVT 导致 PTS 或复发的可能性是孤立股静脉、腘静脉血栓形成的两倍以上[15]。

髂股深静脉血栓的存在也是严重 PTS 的一个主要预测因素。这些观察导致了所谓的开放静脉假说，即流出梗阻的缓解可能会阻止 PTS 的发展或降低其严重程度。这一假说得到了一些使用手术取栓或全身溶栓治疗急性髂股深静脉血栓的研究的支持[16-18]。在过去的 10 年中，由于全身溶栓引起的出血并发症发生率的显著增加和手术入路的侵袭性，导致近端和下腔静脉 DVT 快速采用基于导管的血管内治疗[19]。以导管为基础的血管内治疗允许溶栓药物被定向到血栓内特定的表面，并可以通过机械取栓、血管成形术和支架植入进行补充。这些策略，无论是单独使用还是联合使用，都显著降低了 PTS 的发生率。

## 三、急性静脉血栓栓塞的当代治疗策略

### 1. 抗凝治疗

肝素（抗凝血酶Ⅲ增效剂）是以往临床上常用的一种静脉途径抗凝血药。因为低分子肝素具有生物利用度更高、药物有效作用时间更长等临床特点，目前近乎完全取代了肝素在临床上的应用。而华法林个体化用药应用于急性 DVT 患者，可在不增加出血风险的前提下，缩短药物达标时间。华法林具有用法便利、疗效可靠、起效快等优点，而且比低分子肝素使用便利，患者依从性更好，临床上常用于 DVT 术后患者的长期抗凝治疗。SHAW 等研究表明 INR < 2.0 时可发生栓塞，INR > 4.0 时可发生出血[20]。无论是使用华法林还是低分子肝素抗凝都需要定期检查凝血功能，以便临床医师通过凝血功能调整抗凝药物的用量，以预防出血或血栓形成。

利伐沙班（新型 Xa 因子抑制剂）是一种具有无须反复检查凝血功能、抗凝疗效确切、并发症发生率低等优点的口服抗凝药，目前已广泛应用于临床，并逐渐取代华法林。LALIBERT 等研究发现临床上对于静脉血栓栓塞症的治疗，利伐沙班的抗凝效果较华法林而言要更好，而且利伐沙班的用药周期较华法林明显缩短[21]。

### 2. 导管导向溶栓治疗下肢深静脉血栓形成

目前以导管为基础的血栓清除技术包括单独导管导向溶栓（Catheter-Directed

Thrombolysis，CDT）或联合机械取栓（Percutaneous mechanical thrombectomy，PMT）[22]。CDT 是指在图像引导下，通过放置在血栓静脉段内的输注导管进行溶栓药物的输送。第一次描述该技术是 Semba 和 Dake[23]，CDT 与全身溶栓相比具有优势，包括直接将溶栓剂输送到血栓中，减少溶栓剂的剂量和持续时间，减少达到治疗成功所需的溶栓药物的总剂量，以及可能降低出血并发症的风险。使用图像引导也有助于诊断静脉狭窄或异常，如髂静脉压迫综合征（May–Thurner 综合征）[24]。CDT 是在超声引导下静脉穿刺并进入下肢静脉，通常是同侧腘静脉，然后进行静脉造影以评估血栓负担。在血栓形成的静脉段放置一个多侧孔输液管，用于给药。功率脉冲喷雾可增强药物的弥散性溶栓与超声（ekosic 导管，EKOS）[25]。重组组织纤溶酶原激活剂（Recombinant tissue plasminogen activator，rTPA）是最常用的溶栓药物［剂量为 0.01 mg/（kg·h），最大剂量为 1 mg/h］，同时经留置血管鞘输注低剂量肝素。在泵入溶栓剂时，患者卧床休息，频繁监测生命体征、血红蛋白、血小板计数、部分血栓活酶时间和纤维蛋白原水平。每 12 ～ 24 小时重复静脉造影术以评估血栓溶解。Enden 和他的同事在一项多中心随机对照试验中使用了这项技术，他们发现 2 年以上发生 PTS 的相对风险降低了 26%（41.1%vs55.6%；p=0.04）[22]。重要的是，他们还发现，髂股静脉未闭患者的 PTS 发生率明显较低（绝对风险降低 24.4%；95% CI，9.8% ～ 37.6%，p=0.001），进一步证实了开放静脉假说[26]。

### 3. 药物机械导管导向溶栓治疗深静脉血栓形成

PMT 设备（如 AngioJet、Boston Scientific）单独使用的结果令人失望，常常需要辅助 CDT[27]。将这些器械与 CDT 结合在一起，已被证明在安全性和有效性方面与 CDT 相当，但剂量、持续时间和成本更低。最近完成的急性静脉血栓形成：一项评估辅助导管定向溶栓清除血栓（ATTRACT）的多中心随机对照试验的结果（clinical trials. NCT00790335），将帮助临床医生提供高质量的证据。比较新的专用外周取栓设备，如 Indigo 取栓系统（Penumbra），其在一个闭路电路中工作，连续抽吸和真空血栓，在治疗 DVT 和 PE 方面显示出前景。对于有溶栓绝对禁忌证的患者，一种称为 angioovac（Angiodynamics）的设备在少数病例中显示出可行性。该设备使用吸引过滤和静脉 – 静脉旁路电路实现腔静脉血栓患者的栓塞切除术[28]。

### 4. 经皮静脉成形术加支架置入术治疗急性深静脉血栓形成和血栓后综合征

支架置入术治疗髂股深静脉血栓的疗效首次在手术切除静脉血栓的患者中观察到；使用支架治疗髂股 DVT 的再闭塞率为 12 ～ 14%，而未使用支架的患者再闭塞率为 73%。在一项大型多中心注册的接受 CDT 治疗的 DVT 患者中，使用支架的患者 1 年的静脉通畅率明显高于未使用支架的患者（分别为 74%、53%）。鉴于这一证据，髂静脉支架植入术经常联合 CDT 和血管成形术治疗急性近端下肢深静脉血栓，降低 PTS 的发生率[29]。然而，在这些患者中，没有试验比较 CDT 加髂支架植入和单独保守治疗的治疗疗效。在非随机试验中，静脉支架植入改善了患者慢性 PTS 的相关症状，提高了患者术后的生活质量，并有助于肢体静脉溃疡的愈合[30, 31]。基于这一证据，经皮腔内静脉成形术和支架置入治疗梗阻性病变和治愈静脉溃疡被认为是合理的。支架置入通常是通过超声引导下进入股静脉或腘静脉，然后使用静脉造影和辅助血管内超声来观察梗阻的性质。然后可以进行球囊血管成形术，然后再植入支架[32]。通常使用 12 ～ 24mm 的自膨胀编织不锈钢支架。一些专用静脉支架正在临床试验中进行研究，如评估 Zilver 静脉支架治疗症状性髂股静脉流出梗阻试验（ClinicalTrials. NCT01970007）和 VIRTUS 研究（ClinicalTrials. NCT02112877）。

**5. 经皮机械取栓治疗大面积和次大面积急性肺栓塞**

一些经皮入路已单独或联合应用于溶栓绝对禁忌证患者。它们包括旋转猪尾导管的血栓碎裂、吸入性血栓切除术、溶血性血栓切除术和吸入性血栓切除术。采用球囊血管成形术或旋转猪尾导管的血栓碎裂技术可能是急性 PE 导管干预的最早例子。这种技术很少单独使用，并且存在远端和近端栓塞的显著风险。先进的碎片化导管，如 Amplatzer-Helix 血栓切除导管（EV3，血管内），通过使用叶轮浸渍血栓，改善了血栓碎片，但不能吸入产生的碎片，也不能通过导线推进。像 AngioJet 这样的溶栓导管的工作原理是在导管顶端的高压生理盐水喷射区后面创造一个真空区域，从而使血栓同时碎裂和抽吸。此外，该装置可以代替生理盐水强行注入 rTPA 等溶栓剂，可能会提高溶栓效果。该设备被用于抽吸血栓手术中，患者可能会出现心动过缓、缺氧和血管痉挛等副作用，不过这些副作用可以通过注射氨茶碱来克服[33]。

**6. 超声辅助导管定向溶栓治疗急性肺栓塞**

对于全身溶栓没有绝对禁忌证的患者，可以考虑超声辅助 CDT。低能超声可在急性血栓中分解纤维蛋白，EkoSonic 装置利用了这种能力，该装置结合了低能超声发射和通过有多个侧孔的导管输注溶栓剂[34]。这项策略已经在 ULTIMA 试验中进行了评估，结果表明它在改善血流动力学方面优于单独抗凝，且不会显著增加出血并发症。SEATTLE Ⅱ 研究，这是一项超声辅助 CDT 的单臂多中心试验，显示了接受大块和次大块 PE 手术的患者右心室血流动力学指标的改善，未见颅内出血，但有 16 次出血。根据 GUSTO（Global Use of Strategies to Open Occluded artery）量表，1 个被归类为严重，15 个在 GUSTO 量表中被认为是中度的[35]。

**7. 下腔静脉过滤器**

由于缺乏高质量的证据，下腔静脉滤器（Inferior Vena Cava Filters，IVCFs）在当代急性静脉血栓栓塞治疗中的作用尚未完全定论。对于因活动性出血而有明确抗凝禁忌证的患者，使用 IVCF 的好处似乎是降低了急性 PE 的风险。在没有此类禁忌证的情况下，置入 IVCFs 对于患者没有明显的临床收益，而且后续不收回 IVCF 会使患者暴露于复发性静脉血栓栓塞、PTS 和其他机械并发症的风险，如滤器骨折或移位[36, 37]。依照目前的治疗指南，有以下几种值得临床医生注意的情况：自由漂浮的近端下肢深静脉血栓、存在现有 IVCF 的急性 PE、药物依从性差、行动不便、创伤或重大手术中使用 IVCF 作为静脉血栓栓塞预防。人们早就认识到，在某些情况下需要明确的 IVCF 使用相关证据，但仍缺乏随机对照数据[38]。

## 四、展望

急性下肢髂股深静脉血栓和大块 PE 的介入治疗有很大的前景。静脉血栓的治疗应遵循高度个体化的方法，包括患者选择、治疗类型、操作者和医院经验，以最大限度地发挥介入治疗的好处，并最大限度地降低伤害风险。

☞ 参考文献

［1］Huang Wei，Goldberg Robert J，Anderson Frederick A，et al. Secular trends in occurrence of acute venous thromboembolism：the Worcester VTE study（1985–2009）［J］. Am J Med，2014，127：829–39.

［2］Kearon C. Natural history of venous thromboembolism［J］. Semin Vasc Med，2001，1：27–37.

［3］Snow Vincenza，Qaseem Amir，Barry Patricia，et al. Management of venous thromboembolism：a clinical practice guideline from the American College of Physicians and the American Academy of Family Physicians［J］. Ann Fam Med，2007，5：74–80.

［4］Office of the Surgeon General（US），National Heart，Lung，and Blood Institute（US）. The Surgeon General&apos；s call to action to prevent deep vein thrombosis and pulmonary embolism.［M］. Rockville（MD）：Office of the Surgeon General（US），2008.

［5］Hoeper Marius M. Chronic thromboembolic pulmonary hypertension［J］. N Engl J Med，2011，364：1677–1678.

［6］Comerota A J，Throm R C，Mathias S D，et al. Catheter–directed thrombolysis for iliofemoral deep venous thrombosis improves health–related quality of life［J］. J Vasc Surg，2000，32：130–137.

［7］Enden Tone，Wik Hilde Skuterud，Kvam Ann Kristin，et al. Health–related quality of life after catheter–directed thrombolysis for deep vein thrombosis：secondary outcomes of the randomised，non–blinded，parallel–group CaVenT study［J］. BMJ Open，2013，3：e002984.

［8］Søgaard Kirstine Kobberøe，Schmidt Morten，Pedersen Lars，et al. 30–year mortality after venous thromboembolism：a population–based cohort study［J］. Circulation，2014，130：829–836.

［9］Prandoni Paolo，Noventa Franco，Ghirarduzzi Angelo，et al. The risk of recurrent venous thromboembolism after discontinuing anticoagulation in patients with acute proximal deep vein thrombosis or pulmonary embolism. A prospective cohort study in 1,626 patients［J］. Haematologica，2007，92：199–205.

［10］Brandjes D P，Büller H R，Heijboer H，et al. Randomised trial of effect of compression stockings in patients with symptomatic proximal–vein thrombosis［J］. Lancet，1997，349：759–762.

［11］Kahn Susan R，Comerota Anthony J，Cushman Mary，et al. The postthrombotic syndrome：evidence–based prevention，diagnosis，and treatment strategies：a scientific statement from the American Heart Association［J］. Circulation，2014，130：1636–1661.

［12］Meissner Mark H，Moneta Gregory，Burnand Kevin，et al. The hemodynamics and diagnosis of venous disease［J］. J Vasc Surg，2007，null：4S–24S.

［13］Guanella R，Ducruet T，Johri M，et al. Economic burden and cost determinants of deep vein thrombosis during 2 years following diagnosis：a prospective evaluation［J］. J Thromb Haemost，2011，9：2397–2405.

［14］Kahn S R，Shbaklo H，Lamping D L，et al. Determinants of health–related quality of life during the 2 years following deep vein thrombosis［J］. J Thromb Haemost，2008，6：1105–1112.

［15］Douketis J D，Crowther M A，Foster G A，et al. Does the location of thrombosis determine the risk of disease recurrence in patients with proximal deep vein thrombosis?［J］. Am J Med，2001，110：515-519.

［16］Meissner M H，Caps M T，Bergelin R O，et al. Propagation，rethrombosis and new thrombus formation after acute deep venous thrombosis［J］. J Vasc Surg，1995，22：558-567.

［17］Meissner M H，Manzo R A，Bergelin R O，et al. Deep venous insufficiency：the relationship between lysis and subsequent reflux［J］. J Vasc Surg，1993，18：596-605，606-608.

［18］Plate G，Eklöf B，Norgren L，et al. Venous thrombectomy for iliofemoral vein thrombosis—10-year results of a prospective randomised study［J］. Eur J Vasc Endovasc Surg，1997，14：367-374.

［19］Alkhouli Mohamad，Zack Chad J，Zhao Huaqing，et al. Comparative outcomes of catheter-directed thrombolysis plus anticoagulation versus anticoagulation alone in the treatment of inferior vena caval thrombosis［J］. Circ Cardiovasc Interv，2015，8：e001882.

［20］Shaw Kaitlyn，Amstutz Ursula，Kim Richard B，et al. Clinical Practice Recommendations on Genetic Testing of CYP2C9 and VKORC1 Variants in Warfarin Therapy［J］. Ther Drug Monit，2015，37：428-436.

［21］Laliberté François，Cloutier Michel，Nelson Winnie W，et al. Real-world comparative effectiveness and safety of rivaroxaban and warfarin in nonvalvular atrial fibrillation patients［J］. Curr Med Res Opin，2014，30：1317-1325.

［21］Enden Tone，Haig Ylva，Kløw Nils-Einar，et al. Long-term outcome after additional catheter-directed thrombolysis versus standard treatment for acute iliofemoral deep vein thrombosis（the CaVenT study）：a randomised controlled trial［J］. Lancet，2012，379：31-8.

［23］Semba C P，Dake M D. Iliofemoral deep venous thrombosis：aggressive therapy with catheter-directed thrombolysis［J］. Radiology，1994，191：487-494.

［24］MAY R，THURNER J. The cause of the predominantly sinistral occurrence of thrombosis of the pelvic veins［J］. Angiology，1957，8：419-427.

［25］Bookstein J J，Fellmeth B，Roberts A，et al. Pulsed-spray pharmacomechanical thrombolysis：preliminary clinical results［J］. AJR Am J Roentgenol，1989，152：1097-1100.

［26］Haig Ylva，Enden Tone，Slagsvold Carl-Erik，et al. Determinants of early and long-term efficacy of catheter-directed thrombolysis in proximal deep vein thrombosis［J］. J Vasc Interv Radiol，2013，24：17-24，26.

［27］Kasirajan K，Gray B，Ouriel K. Percutaneous AngioJet thrombectomy in the management of extensive deep venous thrombosis［J］. J Vasc Interv Radiol，2001，12：179-185.

［28］Donaldson Cameron W，Baker Joshua N，Narayan Rajeev L，et al. Thrombectomy using suction filtration and veno-venous bypass：single center experience with a novel device［J］. Catheter Cardiovasc Interv，2015，86：E81-87.

［29］Forauer Andrew R，Gemmete Joseph J，Dasika Narasimham L，et al. Intravascular ultrasound in the diagnosis and treatment of iliac vein compression（May-Thurner）syndrome［J］. J Vasc Interv Radiol，2002，13：523-527.

［30］Sharifi Mohsen，Bay Curt，Mehdipour Mahshid，et al. Thrombus Obliteration by Rapid Percutaneous Endovenous Intervention in Deep Venous Occlusion（TORPEDO）trial：midterm results［J］. J Endovasc Ther，2012，19：273-280.

［31］Sharifi Mohsen，Mehdipour Mahshid，Bay Curt，et al. Endovenous therapy for deep venous thrombosis：the TORPEDO trial［J］. Catheter Cardiovasc Interv，2010，76：316-325.

［32］Raju Seshadri，Neglén Peter. Percutaneous recanalization of total occlusions of the iliac vein［J］. J Vasc Surg，2009，50：360-368.

［33］Sobieszczyk Piotr. Catheter-assisted pulmonary embolectomy［J］. Circulation，2012，126：1917-1922.

［34］Braaten J V，Goss R A，Francis C W. Ultrasound reversibly disaggregates fibrin fibers［J］. Thromb Haemost，1997，78：1063-1068.

［35］GUSTO investigators. An international randomized trial comparing four thrombolytic strategies for acute myocardial infarction［J］. N Engl J Med，1993，329：673-682.

［36］PREPIC Study Group. Eight-year follow-up of patients with permanent vena cava filters in the prevention of pulmonary embolism：the PREPIC（Prevention du Risque d'Embolie Pulmonaire par Interruption

Cave）randomized study［J］. Circulation，2005，112：416–422.

　　［37］White Richard H，Brunson Ann，Romano Patrick S，et al. Outcomes After Vena Cava Filter Use in Noncancer Patients With Acute Venous Thromboembolism：A Population–Based Study［J］. Circulation，2016，133：2018–2029.

　　［38］Kaufman John A，Rundback John H，Kee Stephen T，et al. Development of a research agenda for inferior vena cava filters：proceedings from a multidisciplinary research consensus panel［J］. J Vasc Interv Radiol，2009，20：697–707.

（刘文导　吴林耿）

## 第三篇

周围血管病中西医结合医案集萃

# 固肾养血法促进下肢动静脉瘘术后康复案

患者陈某，女，86岁。既往糖尿病、冠心病等病史。

**【主诉】** 反复左下肢肿胀2年余，加重半年。

**【症见】** 神清，疲倦，左下肢中度肿胀，伴双下肢皮肤脱屑、紫暗、溃疡渗液，无胸闷胸痛、腹胀腹痛、发热咳嗽、头晕头痛等，纳可，眠欠佳，小便频，大便秘结。

**【查体】** 左下肢中度肿胀，皮肤菲薄，张力增高；双小腿皮肤干燥脱屑、紫暗，多发溃疡，淡黄渗出，肤色紫红，肤温正常，肌肉未见明显萎缩；双侧股动脉、腘动脉、足背动脉、胫后动脉搏动可，双下肢痛触觉正常（图1）。

**【辅助检查】** 左下肢静脉彩超提示（2020年1月7日）：左下肢静脉主干血流通畅，未见明显血栓。左下肢深静脉频谱异常（动脉化频谱），考虑动静脉瘘形成。左腘窝软组织层片状混合回声区，考虑局部积液可能。

**【诊断】**

中医诊断：股肿（气虚血瘀）。

西医诊断：①下肢动静脉瘘（左髂内动脉动静脉瘘）。

②2型糖尿病不伴有并发症。

③陈旧性心肌梗死（左心室前壁）。

④冠状动脉粥样硬化。

⑤手术史（下腔静脉滤网植入术后、右股骨头置换术后）。

**【诊治经过】**

首诊（2020年7月1日）

[四诊] 神疲，面色㿠白，下肢粗肿，左下肢尤甚，双小腿皮肤脱屑、紫暗、多发溃疡，渗出色淡，周身瘙痒，口淡，纳可，眠欠佳，小便清长，夜尿频数，大便秘结。舌淡、苔薄白（图2），脉细弱。

[辨证] 患者先天禀赋不足，气血亏虚，动静脉瘘致血不循常道，下肢静脉高压回流受阻，致局部气血停滞成瘀，故发为本病。肾为先天之本，开窍于二阴，主二便，肾阳

不足，气化无力，津液不布，故小便清长、夜尿频多；肠失濡润，传导不利，故大便秘结；久病血虚生风化燥，肌肤不润而干燥脱屑；表虚不固，风邪入侵，浸淫肌肤，故见周身瘙痒；血瘀阻滞下肢，不通则痛，故下肢皮肤紫暗、疼痛；神疲、面㿠白、舌淡、脉细弱为气血不足，失于濡养之象。四诊合参，本病病位在下肢，病机为气虚血瘀，病性属本虚标实，治以"益气补肾，活血化瘀，兼以祛风利湿止痒"为法，拟济川煎合消风散加减。

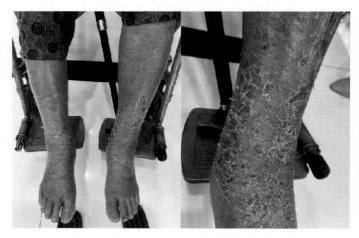
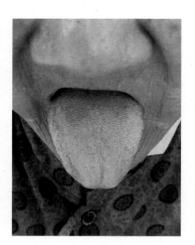

图 1　下肢动静脉瘘　　　　　图 2　首诊舌象

［治疗］

（1）内治

肉苁蓉 15g，牛膝 10g，当归 10g，麸炒枳壳 10g，泽泻 30g，升麻 5g，荆芥穗 5g，防风 10g，苦参 10g，地肤子 10g，黄芪 15g，苍术 10g，甘草 5g。

用法：日 1 剂，水煎服，翻煮，浓煎至 200mL，分早晚两次，饭前温服。

济川煎出自《景岳全书》，具有温肾益精、润肠通便之功效，主治肾阳虚弱，精津不足证。方中肉苁蓉味甘咸性温，功能温肾益精，暖腰润肠；牛膝补益肝肾，壮腰膝，性善下行；当归补血润燥，润肠通便；枳壳下气宽肠而助通便；泽泻渗利小便而泄肾浊；妙用升麻以升清阳，清阳升则浊阴自降，相反相成，以助通便之效。诸药合用，既可温肾益精治其本，又能润肠通便以治标。消风散出自《外科正宗》，是治疗风疹、湿疹的常用方，以荆芥穗、防风之辛散透达，疏风散邪，使风去则痒止；苍术、苦参、地肤子祛风燥湿止痒，是为湿邪而设；甘草清热解毒，和中调药。患者热象不显，故去牛蒡子、知母、石膏等清热苦寒之药。

（2）外治

①中药膏剂外涂：患者下肢皮肤干燥、瘙痒、脱屑严重，以消炎止痒乳膏外涂，内外合治。

②介入治疗：动静脉瘘是动脉与静脉之间出现不经过毛细血管网的异常短路通道，

可分为先天性和后天性两类。当动静脉瘘出现在下肢时，患肢可出现肿胀增粗、浅静脉曲张、肤温升高、色素沉着等症状。临床上发现相当一部分深静脉血栓患者会有继发性动静脉瘘的出现。深静脉血栓形成与动静脉瘘的临床表现有许多相似之处，但是治疗却不同，深静脉血栓形成后出现动静脉瘘，其临床症状会更加严重。动脉血流进入了静脉之中，加重了本不通畅的静脉内压，造成了静脉高压，导致血液回流障碍，加重肢体缺血及溃疡状况[1,2]。患者动静脉瘘形成，静脉血回流障碍，而致下肢肿胀、足部溃疡，故排除禁忌后，于 2020 年 7 月 2 日行下肢动脉造影＋髂动脉腔内栓塞术（图 3），术中造影明确左侧髂内动脉动静脉瘘，选择进入左侧髂内动脉，予以弹簧圈栓塞后，复查造影可见左侧髂内动脉动静脉瘘栓塞良好，并于右侧髂内动脉进行栓塞预防侧支循环与左侧动静脉瘘沟通。综合治疗后患者下肢皮肤营养状况显著改善（图 4）。

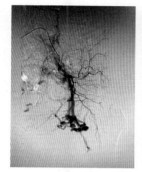 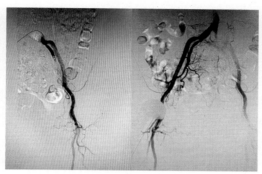 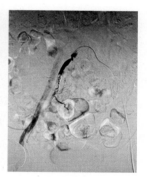

左侧髂内动脉脉瘘　　　　　左髂内动脉栓塞后　　　　右髂内动脉预防性栓塞

图 3　介入治疗

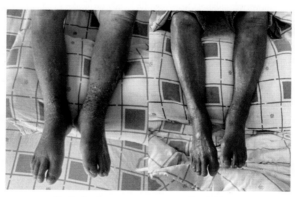

手术当日　　　　术后第 2 日

图 4

二诊（2020 年 7 月 6 日）

［四诊］神疲，面色淡白，头晕，心悸，偶咳嗽、咳痰，腹胀，下肢肿胀已消减，双小腿皮肤干燥脱屑已改善（图 5），见少许点状溃疡，无渗液，轻微瘙痒，口苦，纳欠佳，眠差，易惊醒，小便可，大便偏干。舌淡暗、苔薄黄（图 6），脉弦细。

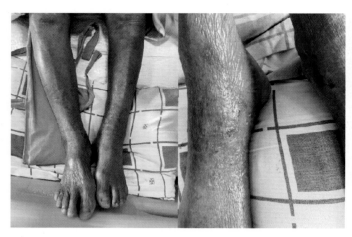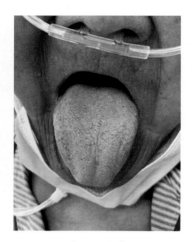

图 5　术后第 4 日　　　　　　　　　　　　　图 6　舌象

[治疗]

内治：

柴胡 10g，白芍 10g，法半夏 10g，陈皮 10g，茯苓 15g，土茯苓 15g，赤小豆 30g，苦参 10g，苍术 10g，地肤子 10g，火麻仁 15g，当归 10g，生地黄 10g。

用法：日 1 剂，水煎服，浓煎至 200mL，分早晚两次，饭后温服。

患者介入术后服中药 6 天，下肢症状明显改善，现患者心悸，眠差，易惊，患者有冠状动脉粥样硬化、陈旧性心梗病史，考虑患者素有心气不足，近期因对手术担忧过度，以致肝胆疏泄失常，气郁生痰，痰浊内扰，发而为病。胆为清净之府，性喜宁谧而恶烦扰，胆为邪扰，失其宁谧，则见胆怯易惊、心烦不眠；胆胃不和，胃失和降，则咳吐痰涎、心悸；痰蒙清窍，则发为眩晕。治宜理气化痰、疏肝利胆，方拟柴芍温胆汤加减。柴芍温胆汤由柴胡、白芍和温胆汤组成，方中柴胡和解表里，疏肝升阳；白芍平抑肝阳，柔肝止痛；半夏燥湿化痰，降逆止痛，消痞散结；茯苓健脾，宁心；陈皮理气化痰，健脾导滞；皮肤瘙痒，用土茯苓清热止痒；赤小豆利水消肿；苦参、苍术燥湿止痒；地肤子利水止痒；腹胀予火麻仁润肠通腑，疏导经气；当归养血活血；生地黄逐血痹，填骨髓，长肌肉，除寒热积聚，除痹，辅以清诸热[3]。综合全方，温凉兼进，不寒不燥，理气化痰以和胃，胃气和降则胆郁得舒，痰浊得去则胆无邪扰，如是则复其宁谧，诸症自愈。

【讨论】

患者左下肢肿胀日久，介入造影明确为左侧髂内动脉动静脉瘘，进行超选择性精准栓塞，直接修补动静脉瘘，是本例患者的治本之法。但患者年老，先天肾气不足，且堵瘘术后，静脉高压损害下肢症状仍存，所以围手术期配合中医辨证治疗，应用固肾养血法施治。中医的参与对保障手术成功，消除术后静脉高压症状有重要作用。介入通过微创的方式直接修补动静脉瘘，将患者创伤减小，介入与中医结合，标本兼治，疗效确切，大大缩短患者住院周期，经 1 周治疗后患者症状改善明显，生活质量明显改善。

（黄　准　刘文导）

☞ **参考文献**

［1］孙蓬，周云，沈超，等.下肢动静脉瘘的介入治疗［J］.血管与腔内血管外科杂志，2017，3（1）：596-600.

［2］马建飞，李大林.深静脉血栓形成合并动静脉瘘的相关研究［J］.临床普外科电子杂志，2019，7（03）：29-32.

［3］聂文强，范穗强.浅析温胆汤方证及当代临床应用［J］.中国医药指南，2019，17（34）：182-183.

案 2

# 中西医结合治疗下肢静脉曲张合并溃疡

患者谢某，女性，75岁。

【主诉】左下肢青筋迂曲扩张7年，伴左足靴区伴溃疡5年余。

【症见】神清，疲倦，左下肢青筋迂曲扩张，左足髁骨区色素沉着，局部溃疡，淡黄色渗出，周边暗黑，疮面肉芽不鲜，久行久站后觉左下肢沉重乏力、酸痛，朝轻暮重，休息或抬高患肢后症状可缓解，伴有抽筋、瘙痒，无恶寒发热，无胸闷心悸，纳差，眠一般，二便调。

【查体】左下肢浅静脉迂曲扩张，以左小腿内侧为甚，左足靴区色素沉着伴溃疡，肤温正常；右下肢未见明显异常；双侧股动脉、腘动脉、胫后动脉、足背动脉搏动正常。

【辅助检查】2018年8月12日大学城院区左下肢静脉彩超：左下肢髂外静脉（腹股沟段）、股总静脉、股浅静脉、股深静脉近段、腘静脉、胫后静脉瓣膜功能不全。左下肢大隐静脉及小隐静脉曲张并瓣膜功能不全。2020年1月7日我院左下肢静脉彩超：左下肢大隐静脉曲张并瓣膜功能不全。左侧股总动脉、股浅静脉瓣膜功能不全。

【诊断】

中医诊断：臁疮（气虚血瘀）。

西医诊断：①下肢静脉曲张伴有溃疡。

②高血压1级（低危组）。

【诊治经过】

首诊（2020年1月14日）

[四诊]神清，疲倦，乏力，声低，气短，口淡，左下肢青筋迂曲扩张，久行久站后觉左下肢沉重乏力，伴有左足疼痛，朝轻暮重，休息或抬高患肢后症状可缓解，间有抽筋、瘙痒；下肢不温，左踝外侧溃烂，疮面塌陷，表面暗黄，周边瘀黑，皮肤干燥，脱屑（图7）。纳一般，眠差，二便调。舌淡红、苔白腻（图8），脉弦细。

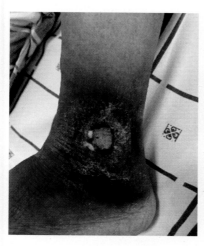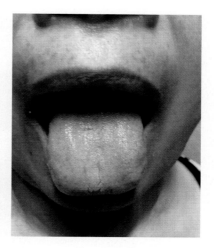

图 7　左足踝外侧陈旧性溃疡　　　　　图 8　舌象

［治疗］

（1）内治

黄芪 30g，白术 20g，茯苓 15g，白芍 15g，赤芍 15g，丹参 15g，牛膝 15g，知母 10g，牡丹皮 10g，紫草 15g，甘草 5g。

用法：日 1 剂，水煎服，浓煎至 200mL，分早晚两次，饭后温服。

《本草汇言》曰："痈疡之脓血内溃，阳气虚而不敛者，黄芪可以生肌肉，又阴疮不能起发，阳气虚而不溃者，黄芪可以托毒。"方中重用黄芪，健脾益气，以充腠理，生肌肉，托毒外出。《本草思辨录》言："黄芪与牛膝根皆长二三尺，别录皆言利阴气。而牛膝利阴气，是下利其阴气。黄芪利阴气，是从阴中曳阳而上而阴以利。牛膝有降无升，然则黄芪先自下而上，又自上而下。"二药相合一升一降，调理气机；且牛膝引血、药下行，促进下肢血液循环，使药物直达病所。《本草求真》说："白术专入脾。缘何专补脾气，盖以脾苦湿，急食苦以燥之……为脾脏补气第一要药也。"《用药心法》："茯苓，淡能利窍，甘以助阳，除湿之圣药也。味甘平补阳，益脾逐水，生津导气。"二药相须为用，燥渗兼用，增强益气健运之力。赤芍苦而微寒，性散，以泻为用，具清热凉血、祛瘀止痛之力；白芍苦酸微寒，性敛，以补为功，有养血敛阴、柔肝止痛之效。赤芍行血通络，白芍养血和营，二药一散一敛，一泻一补，共奏养血活血之功[1]。配以牡丹皮活血不动血，丹参通脉止痛，紫草清热凉血增强活血化瘀之效。甘草调和诸药。

（2）外治

①中药膏剂外涂：外用生肌油纱和辅料交替使用，刺激肉芽生长。

②介入治疗：患者素体虚弱，久病成瘀入络，经络阻塞，气血不通。入院查下肢彩超示左下肢静脉瓣膜功能不全，根据 CEAP 分级，患者属 C6 级，宜行手术或硬化注射治疗。故排除相关禁忌，征求家属同意后，患者于 2020 年 1 月 14 日行左下肢静脉腔内闭合术＋静脉注射硬化药，术中针对大隐静脉主干行射频闭合，对左小腿曲张静脉注入

适量硬化剂，术后 B 超可见左侧大隐静脉主干闭合良好，曲张静脉泡沫硬化剂填充良好（图 9）。并于术后 5 天出院，门诊予以口服静脉活性药物。

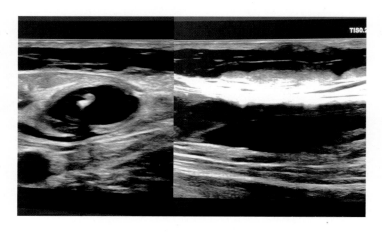

图 9　左下肢静脉腔内闭合术

二诊（2020 年 8 月 3 日）

［四诊］患者行左下肢静脉腔内闭合术＋静脉注射硬化药术后 6 月余，神清，疲倦，精神较前改善，无明显乏力、气短；左下肢青筋迂曲扩张，左足疼痛较前缓解；久行久站后觉左下肢沉重乏力，休息后可缓解；双下肢肤温稍低，左足外踝溃疡，疮面肉芽新鲜，色红，周边皮肤瘀暗消退，皮肤较前红润，未见脱屑（图 10）。纳眠一般，舌色红、苔白微腻（图 11），脉弦细。

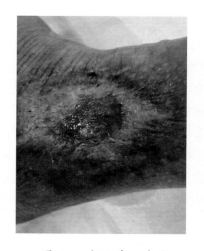 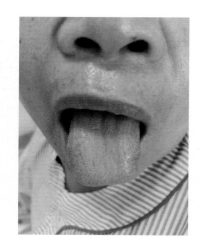

图 10　左足外踝溃疡　　　　图 11　舌象

［治疗］

（1）内治

黄芪 30g，知母 10g，当归 10g，赤芍 15g，白芍 15g，牛膝 25g，泽泻 15g，泽兰

15g，甘草 5g。

用法：日 1 剂，水煎服，浓煎至 200mL，分早晚两次，饭后温服。

重用黄芪以补气托毒。泽泻能入气分，利水渗湿而泄热；泽兰能入血分，祛瘀消痈，利水消肿，一气一血，共奏利水行血消肿之效。《本草正》曰："当归，其味甘而重，故专能补血，其气轻而辛，故又能行血，补中有动，行中有补，诚血中之气药，亦血中之圣药也。"当归以补血行血。因此，诸药相合，共奏活血益气、清热利湿之功。

（2）外治

①中药膏剂外涂：本院自制生肌油纱外用，祛腐生肌。

②介入治疗：患者既往病变严重，上次行介入治疗后患者症状改善不明显，考虑溃疡位于小隐静脉走行区域，于 2020 年 8 月 6 日左下肢静脉腔内闭合术＋静脉注射硬化药，术中针对左侧小隐静脉主干行消融，并针对左足外踝曲张静脉区域超声引导下进行泡沫硬化，术后 B 超可见左侧小隐静脉主干闭合良好，曲张静脉泡沫硬化剂填充良好。

③穿弹力袜：增强腓肠肌收缩力，减轻静脉压力，促进静脉回流，降低静脉曲张再发可能。

【讨论】

患者静脉曲张病史 7 年，未予以规律治疗，左足外踝溃疡，5 年经久不愈，溃疡周围色素沉着、脱屑，患肢沉重、乏力，久行久站后加重，伴有疼痛，中医辨证属本虚标实，结合舌脉，治疗则需攻补兼施，以益气活血化瘀法为主，后辅以健脾、清热利湿为法。临床应注意中西医结合，内外同治，以得到更好的疗效。

现代医学认为患者下肢静脉瓣膜功能不全，静脉回流受阻，血液瘀积，导致下肢静脉高压，使得皮下毛细血管周围的纤维蛋白沉积，血液纤溶活性降低，使清除纤维蛋白能力降低，静脉回流不佳则会影响下肢皮肤、组织营养与氧气交换，血液含氧量少，皮肤营养缺失导致溃疡。对于此类疾病，采用中药内服以益气活血化瘀；常用玉屏风散合四苓汤、芍药甘草汤为主，外敷以祛腐生肌膏、生肌油纱、消炎油纱为主，采用传统的内服、外治处理，往往存在病程久，治疗时间长的不足。采用介入微创治疗，通过静脉腔内闭合、硬化剂注射或二者联合等手段，改善下肢静脉回流，且辅助穿戴弹力袜，加强血液回流。通过外科手术的手段去除瘀久不利的青筋，使得瘀血去，新血生，祛瘀生新，以利于下肢血供改善，同时配合中药黄芪等固本益气之药物，标本结合，中西并用，内外同治，达到缩短疗程、促进愈合的目的。

（黄　准　孟凡喆　刘文导）

☞　**参考文献**

[1] 刘庆林.赤芍的临床配伍应用浅析 [J].光明中医，2009，24（01）：131–132.

# 内外并举治疗糖尿病足溃疡

患者谢某，76 岁。既往糖尿病病史。2020 年 2 月于外院行右下肢动脉血管腔内成形＋支架植入术（跨关节）。

【主诉】反复右下肢疼痛伴足跟、足前掌溃疡半年。

【症见】半年来反复出现右下肢疼痛，足跟、足前掌溃疡，反复不愈，行走不适。神清，疲倦，右下肢肤温稍低，右下肢疼痛，无发热恶寒，无恶心呕吐，无腹痛腹胀，纳眠一般，二便调。

【查体】右足跟、足趾截肢处溃疡，伴脓性分泌物，右下肢肤温稍低，右侧股动脉搏动稍弱，左侧股动脉搏动尚可，左侧足背动脉及胫后动脉减弱，右侧腘动脉搏动减弱，右侧胫后动脉及足背动脉未扪及明显搏动，双下肢皮肤痛触觉正常。

【辅助检查】2020 年 1 月（广州花都区人民医院）双下肢计算机断层扫描并动脉血管成像（Computed Tomography Angiography，CTA）：双下肢动脉硬化，右下股动脉、右侧股浅动脉及腘动脉部分闭塞，右侧股动脉、股深动脉、股浅动脉、两侧腘动脉不均与狭窄，双侧胫前胫后及腓动脉、双侧足背动脉不均与狭窄。入院后查 CTA 提示：①右侧股总动脉－股浅动脉－腘动脉支架植入术后改变，支架闭塞，右侧胫前、胫后动脉长范围闭塞，右侧腓动脉上段闭塞，中远段显影良好。②左侧股深动脉局限性重度狭窄；左侧股浅动脉近中段多发重度狭窄；左侧胫前动脉、胫后动脉全程闭塞。③左侧腘窝囊肿。

【诊断】

中医诊断：脱疽（气阴两虚）。

西医诊断：①下肢动脉硬化闭塞症。

②2 型糖尿病足病。

【诊治经过】

首诊（2020 年 5 月 24 日）

［四诊］神清，疲倦，乏力，行走困难，轮椅出行，声低，气短，口干，不欲饮，

右下肢畏寒，疼痛，夜间加重，足跟溃烂，渗出流脓，色黄，质稀（图 12）。纳一般，眠差，夜间汗出，夜尿 1 ～ 2 次，大便调。舌色淡，苔少而白，脉弦细。

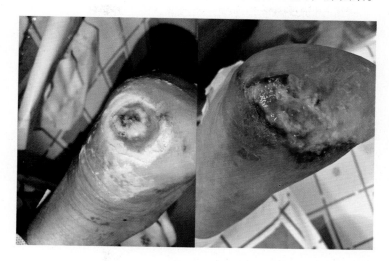

图 12　足跟及足掌前端截肢处溃疡

**【理法方药】**

［治疗］

（1）内治

黄芪 30g，石斛 10g，麦冬 10g，当归 15g，白芍 10g，牛膝 25g，玄参 10g，金银花 15g，甘草 5g。

用法：日 1 剂，水煎服，浓煎至 200mL，分早晚两次，饭后温服。

顾步汤[1]出自《辨证录》卷十三，具有大补气血、泄毒之功效，主治脱疽。此方中以金银花解毒，牛膝引药下行，达于足趾；石斛养阴清热；当归、黄芪亦流通气血而散毒；加用麦冬，与石斛、玄参同用，加强养阴功效；白芍以活血养阴；甘草调和诸药。全方以达益气养阴、清热解毒之功效。

（2）外治

介入治疗：征求家属同意后，于 2020 年 5 月 25 日行右下肢动脉血管腔内成形术，术中开通右侧股浅动脉 – 腘动脉闭塞支架，并开通胫腓干及腓动脉至足远端，下肢血运情况得以改善（图 13、图 14）。

二诊（2020 年 5 月 28 日）

［四诊］患者行右下肢腔内血管成形术后第 4 天，神清，疲倦，精神改善，卧床休息，口干减轻，右下肢畏寒改善，疼痛缓解，足跟溃疡范围较前明显缩小，肉芽鲜红，生长良好，渗出不多，色黄（图 15）。纳一般，睡眠改善，夜尿 1 ～ 2 次，大便调。舌色淡、苔少而白（图 16），脉弦细。

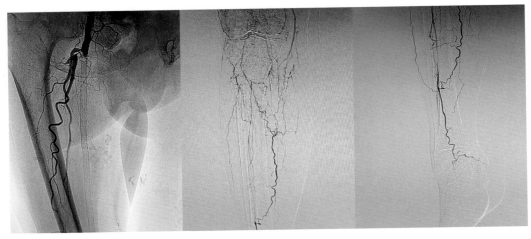

图 13 介入治疗前

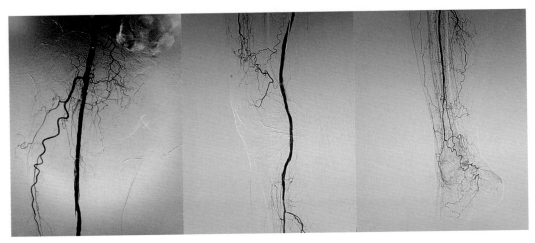

图 14 介入治疗后

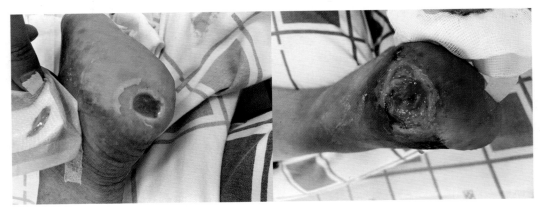

图 15 术后第 4 天

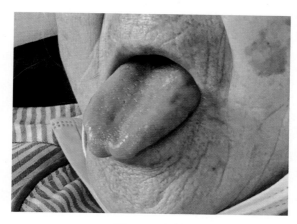

图 16　舌象

[治疗]

内治

黄芪 30g，石斛 10g，麦冬 10g，当归 15g，白芍 5g，赤芍 5g，牛膝 25g，金银花 15g，泽兰 10g，甘草 5g。

用法：日 1 剂，水煎服，浓煎至 200mL，分早晚两次，饭后温服。

服药 4 天后疼痛症状缓解，局部伤口渗液减少，予以合用顾步汤、芍药甘草汤，方中可赤芍、白芍同用，一方面可活血养阴，另一方面酸甘化阴可柔肝缓急止痛，取芍药甘草汤之意，柔筋缓急，现代医学认为介入手术可引起血管壁的破坏，芍药甘草汤可以缓解血管平滑肌的痉挛，达到止痛之效。因下肢多湿，加入泽兰化湿、渗湿，重用牛膝，一则引血下行，让下肢血液循环，二则补益肝肾，强筋健骨。

三诊（2020 年 6 月 3 日）

[四诊]患者行右下肢腔内血管成形术后第 7 天，行左足背溃疡表面植皮术后第 1 天。患者精神可，右下肢无明显畏寒，无明显疼痛，局部溃疡植皮术后肉芽生长好，色鲜红，渗出不多，色白（图 17）。纳一般，二便调。舌色淡，苔少而白，脉弦细。

【讨论】

患者既往糖尿病病史，中医为消渴，此病多为虚证，结合患者舌象，苔少，偏干，证属气阴两虚，治疗上应注重补气养阴、清热解毒、活血养血，临床治疗中西医结合，内外同治，外治以现代腔内血管成形术以到达中药活血祛瘀的疗效，立竿见影地改善下肢血供，内服中药以益气养阴、清热解毒为法，以培本固元，扶正祛邪。

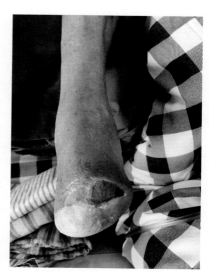

图 17　术后 7 天

现代临床应不拘一格，发挥中西医治疗手段的各自所长，紧密结合为患者服务。岭南疡科中医流派的学术特色自古就是敢为人先，中西医结合，流派代表性传承人黄耀燊教授在抢救急危重症时，因条件有限，主张以参附汤内服替代现代医学静脉补液。但在临床急腹症处理时，根据病情也极力推荐现代医学手术"急则治标"的外治手段。我们作为现代中医，需要开阔思路，在中医理念的指导下大胆采用各种先进技术，各取所长，内外结合，方能为广大群众提供最佳诊疗方案。

本案患者主症为下肢疼痛伴溃疡，患者截肢处伤口持续不愈，溃疡周围泛白，中央分泌物少，呈凹陷状，足跟处溃疡考虑长期压迫所致，标为伤口之热毒，本为气阴两虚，故内服以顾步汤，外治以介入腔内血管腔内成形术，辅以伤口换药，下肢动脉血供改善后即予植皮，标本兼治，疗效显著。

介入治疗方面，本案患者是在外院行长段支架植入术后，短期内出现支架长段闭塞，闭塞部分跨关节。对于下肢动脉长段狭窄的治疗，髂股动脉移行部位病变的治疗仍以杂交技术为主，也有中心尝试完全腔内治疗，但支架需跨腹股沟韧带，目前报道较少，且均为小样本短期随访的结果。因此，跨髋关节的髂股动脉病变是否适合腔内治疗，仍需更多的临床研究来证实。而对于跨膝关节动脉病变，腔内治疗应用则更加广泛。与膝上段股腘动脉相比，研究表明[2]跨膝关节支架（普通自膨式支架）有较高的再闭塞率及支架断裂率。而多项研究表明[3-5]，与普通支架相比，Supera 支架治疗跨关节腘动脉病变是安全可行的，可获得满意的中期疗效，具有明显优势，但整体效果尚不尽如人意。因此，仍需严格把握腔内治疗的适应证，尽量不要在跨关节处植入支架。

（黄　准　刘明　欧阳育树）

## ☞ 参考文献

［1］赵凤来.加减顾步汤治疗糖尿病足42例观察［J］.中国伤残医学，2014，22（3）：145-146.

［2］Chang IS，Chee HK，Park SW，et al. The primary patency and fracture rates of self-expandable nitinol stents placed in the popliteal arteries，especially in the P2 and P3 segments，in Korean patients［J］. Korean J Radiol，2011，12：203-209.

［3］Goltz JP，Ritter CO，Kellersmann R，et al. Endovascular treatment of popliteal artery segments P1 and P2 in patients with critical limb ischemia：initial experience using a helical nitinol stent with increased radial force［J］. Endovasc Ther，2012，19：450-456.

［4］León LR Jr，Dieter RS，Gadd CL，et al. Preliminary results of the initial United States experience with the Supera woven nitinol stent in the popliteal artery［J］. J Vasc Surg，2013，57：1014-1022.

［5］Scheinert D，Werner M，Scheinert S，et al. Treatment of complex atherosclerotic popliteal artery disease with a new self-expanding interwoven nitinol stent：12-month results of the Leipzig SUPERA popliteal artery stent registry［J］. JACC Cardiovasc Interv，2013，6：65-71.

# 案 4

# 微创再通与切开引流治疗消渴脱疽

患者陈某，男，58 岁。既往糖尿病史。

【主诉】右足疼痛伴坏疽 5 天。5 天前足部不慎外伤后出现红肿疼痛，第 2 足趾远端逐渐瘀黑。

【症见】神清，疲倦，口干多饮、口苦，右足背远端红肿疼痛，右足第 2 趾发黑坏死，未见明显渗液，四肢麻木，纳欠佳，眠可，大便偏少，小便泡沫多。

【查体】双下肢皮肤干燥，毳毛稀疏，趾甲无明显增厚。右下肢肤温稍低，肤色略暗，右足背红肿，肤温升高，右足第 2 趾发黑坏死，未见渗出。双侧股动脉，左侧腘动脉、足背动脉搏动可，右侧腘动脉搏动减弱，双侧胫后动脉、足背动脉未扪及。

【辅助检查】β - 羟丁酸 1.81mmol/L，葡萄糖 22.23mmol/L，糖化血红蛋白 11.3%。盆腔 CT+ 双下肢 CTA：①双侧股浅动脉轻度狭窄。②双侧胫前、胫后动脉闭塞；双侧腓动脉多发中重度狭窄；双侧足背、底内外侧动脉显影减淡。③腹主动脉下段管、双侧髂总动脉、双侧髂内外动脉粥样硬化，管腔轻度狭窄。

【诊断】

中医诊断：①消渴脱疽（湿热毒盛）。

　　　　　②脱疽（气虚血瘀，湿热毒盛）。

西医诊断：① 2 型糖尿病足病。

　　　　　②下肢动脉硬化闭塞症。

【诊治经过】

首诊（2020 年 9 月 28 日）

［四诊］神清，疲倦，右足背远端红肿疼痛，右足第二趾发黑坏死，无渗液，四肢麻木（图 18）。口干多饮、口苦，纳欠佳，眠可，小便泡沫多，大便偏少，无发热。舌暗红、边齿印、苔黄厚腻（图 19），脉弦数。

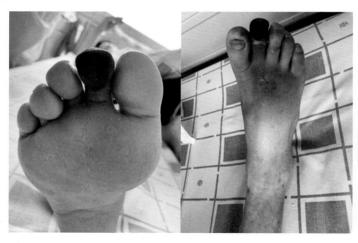
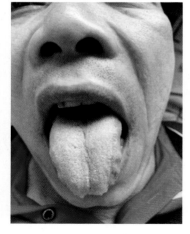

图 18　糖尿病足　　　　　　　　　　图 19　舌象

［治疗］

（1）内治

紫花地丁 30g，车前子 15g（包煎），粉萆薢 15g，牛膝 25g，丹参 10g，苍术 15g，黄柏 10g，薏苡仁 30g。

用法：水煎服，日 1 剂，少量多次温服。

五神汤在清代陈士铎《洞天奥旨·骨痈》篇中用于治疗湿热蕴蒸导致的多骨痈。书中阐述本方所治过食生冷寒凉之物损伤脾胃，导致脾胃运化失司，痰湿内生，日久蕴而化热，湿热熏蒸，蕴结成毒，毒火流窜，蕴脓腐骨而成骨痈，总为本虚标实之证，以五神汤"利其湿热而不伤耗气血"。《辨证录》中本证是由于湿热之证失治误治后导致"湿壅而添热，热盛而化骨，日久迁延卧床而不能起"，治当"利其湿，清其热，而主之补气补血之药，不必消骨而骨自消"。[1]

四妙散见于清代医家张秉承所著《成方便读》，由苍术、黄柏、牛膝、薏苡仁四味药组成。原方主治湿热下注之痿证，取苍术燥湿健脾、除湿邪之来源；黄柏走下焦，除肝肾之湿热；薏苡仁入阳明胃经，祛湿热而利筋络；牛膝补肝肾兼领诸药之力以直入下焦。全方可走下焦而清热燥湿，故凡以下焦湿热为主要表现的疾病皆可用之，不必拘泥于痿证。

五神汤合四妙散，重用紫花地丁以清热解毒、消痈凉血，易金银花为粉萆薢，《药品化义》云："萆薢，性味淡薄，长于渗湿，带苦亦能降下，主治风寒湿痹……治疮痒恶疬，湿郁肌腠，营卫不得宣行，致筋脉拘挛，手足不便，以此渗脾湿，能令血脉调和也。"车前子、黄柏、苍术、薏苡仁清热利湿；丹参活血化瘀；牛膝为使，补中散毒，引药下行直达病灶，诸药合用使湿热瘀毒得以清散，祛邪而不伤正，寓有托里祛毒之意。

（2）外治

①"渴疽洗方"加味沐足：大黄 30g，乌梅 30g，五倍子 30g，毛冬青 30g。以水 3L 煎至 1.5L，取汁，先熏后浸泡患足，每次 30 分钟。

②介入治疗：征求家属同意后，于 2020 年 9 月 30 日行右下肢动脉血管腔内成形术，术中开通右侧胫前动脉，造影显示右侧胫前动脉直达血流至足背，并可见足背弓显影，下肢血运情况得以改善（图 20、图 21）。

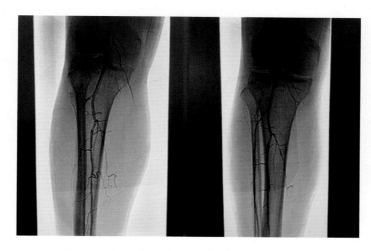

图 20　右胫前动脉上段介入治疗前后对比

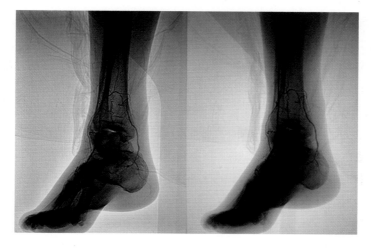

图 21　右胫前动脉中下段介入治疗前后对比

二诊（2020 年 10 月 15 日）

［四诊］

4 天前因有足部再次破溃，外院就诊后，予以局部清创换药，静脉抗感染治疗，效果欠佳，遂再次求诊。神清，精神尚可，口干、口苦较前改善，无明显四肢麻木，时有咳嗽咳痰，痰黄质黏，右足背红肿消退，右足底仍有红肿热痛，按之波动感，右足第2趾远端发黑坏死，可见渗液，无四肢麻木，无发热恶寒（图22）。纳眠可，二便调。双侧股动脉、腘动脉及右侧胫前动脉搏动可，左侧足背动脉及双侧胫后动脉未扪及明显搏动。舌暗红、边齿印、苔黄腻（图23），脉弦数。

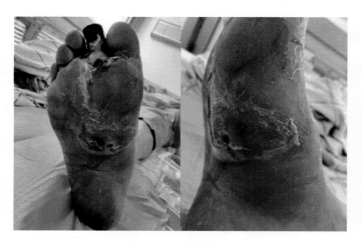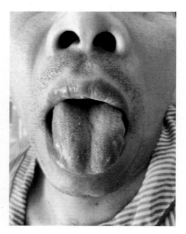

图 22　糖尿病足　　　　　　　　　　图 23　舌象

［治疗］

（1）内治

①中药内服：金银花30g，紫花地丁15g，牛膝25g，车前子15g（包煎），浙贝母10g，桑白皮15g，牡丹皮10g，地骨皮10g，瓜蒌仁15g，桃仁10g，杏仁15g，甘草5g。

用法：日1剂，水煎服150mL，日2次，饭后温服。

方中重用金银花为君，金银花性寒味甘，可清热解毒、透表散邪。紫花地丁性寒、味苦、辛，助金银花清热解毒，且能凉血消肿为臣。上二药配合桃仁、牡丹皮凉血活血，并可加强清热解毒之功效。车前子清热利湿，桑白皮、瓜蒌仁、地骨皮清热化痰，杏仁宣肺止咳，桃仁活血化瘀，重用牛膝补肝肾、强筋骨之功，且能引血下行，引诸药至下肢，以上共为佐药。生甘草清热解毒兼调和诸药，为使。

②抗感染处理：先予以头孢哌酮钠他唑巴坦钠，后根据伤口分泌物培养，根据药敏调整敏感抗生素为盐酸左氧氟沙星。

（2）外治

药物同前，中药足浴。予疮面切开排脓促愈处理、定期清洁换药，外涂院内制剂消炎止痒霜。

三诊（2020年10月20日）

［四诊］患者服药5剂，并予以右足底切开引流，排脓处理后，右足底红肿消失，口干口苦改善，干咳无痰，伴少许渗液、无波动感，疼痛缓解，右足第二趾发黑坏死（图24）。右胁部疼痛，时有嗳气，无四肢麻木，无发热恶寒，纳可，眠欠佳，二便调。

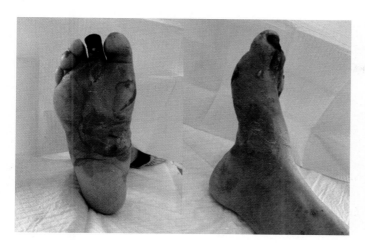

图 24　糖尿病足

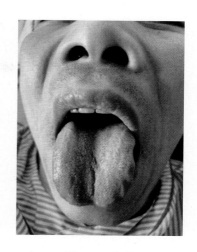

图 25　舌象

舌暗红、边齿印、苔薄黄（图 25），脉弦细。

［治疗］

内治

金银花 30g，紫花地丁 15g，牛膝 25g，车前子 15g（包煎），柴胡 20g，枳壳 10g，牡丹皮 10g，白芍 10g，瓜蒌仁 15g，桃仁 10g，川芎 10g，杏仁 15g，炙甘草 5g。

用法：日 1 剂，水煎服 150mL，日服 2 次，饭后温服。

前方服 5 剂后，患者右足红肿热痛明显减轻，渗液减少，此为湿热毒邪逐渐败退，感染逐渐向愈；自述右胁疼痛不适，时有嗳气，眠差，少许口苦，为少阳枢机不利，肝郁乘脾；现干咳无痰，痰热已除，遂效不更方，在原方基础去清热化痰之药，加疏肝理气之品。原方去桑白皮、浙贝母、车前子、地骨皮，合四逆散加川芎疏肝理脾，用柴胡疏解少阳气机，白芍敛阴柔肝，枳壳、川芎行气解郁。余药续奏清热利湿解毒之效。

【讨论】

脱疽发病的部位，主要在四肢末节，累及肌肉、筋骨等组织，多以脾肾亏虚为本，寒湿外侵或跌仆损伤为标，大多属虚实夹杂，以气血凝滞、经脉阻塞为主要病机。其根本原因是在诸多诱因的作用下致脏腑阴阳失衡，功能失调，气血凝滞。在治疗过程中，以整体观念、辨证论治为基本原则，强调辨证求因，审因论治，治病求于本。

因脱疽"发于四末，药物难达"，故外治以介入腔内血管成形及时开通下肢狭窄或闭塞血管，以快速达到"活血"之功。血脉通畅，足远端方得以濡养，辅以沐足治疗化瘀托毒。西医学对此病多采取手术疗法，病情严重时实施截肢术，常给患者心理造成极大痛苦。本病患者为脱疽合并消渴，中医治疗以清热利湿解毒为主，介入腔内手术开通闭塞血管，立竿见影地改善下肢血供。

外科发病"从外感受者轻，因脏腑蕴毒而内发者重"。患者足部外伤，起初感染较重，"从外感受者"较容易控制和治疗。"脏腑蕴毒而内发者重"，患者全身情况可，不属脏腑蕴毒，故予以沐足控制外伤。二诊时，足底波动感明显，为脏腑蕴毒而内发，较前加重，消渴脱疽的辨治同外科疮疡辨治一脉相承，需要邪有出路，及时切开排脓，使得脓出邪泄，正盛邪亏，逐渐向愈。

　　本案提示了问诊的重要性，若没有问清足背疮面的来源，仅凭检查结果得出坏死感染、病情严重的结论，后续治疗用药则易失妥当。

（黄　准　刘　明　梁晓聪）

## ☞ 参考文献

［1］吕小琴．刘清泉解读五神汤［N］．中国中医药报，2017-08-21（4）．

# 多法并重，辨治股肿合并丹毒案

患者刘某，男，60 岁。既往高血压病，高尿酸血症、左股骨骨折病史。

【主诉】反复左下肢肿胀 20 余年，加重伴疼痛 1 月余。

【症见】左下肢肿胀、疼痛，皮肤片状红斑，界限尚清，抬高患肢疼痛减轻，垂落则刺痛，无发热、咳嗽等不适。

【查体】左下肢肿胀，大片红斑，肤温高，界限尚清，压痛（＋），有散在水疱，部分已结痂、脱屑，左侧腹股沟淋巴结肿大，压痛，左侧腘动脉、足背动脉、胫后动搏动减弱。右下肢未见明显异常，

【辅助检查】左下肢静脉造影（2020 年 7 月 16 日井冈山大学附属医院）：左下肢静脉血栓形成；髂静脉闭塞。左下肢静脉彩超（2020 年 7 月 24 日本院）：左侧髂外静脉至股总静脉血栓形成（不完全闭塞）；左下肢浅静脉曲张。

【诊断】

中医诊断：①丹毒（湿热毒蕴）。

②股肿。

西医诊断：①丹毒。

②下肢深静脉血栓形成。

③高血压 1 级（低危组）。

④局限性神经性皮炎（双手大鱼际，双下肢）。

【诊治经过】

首诊（2020 年 7 月 27 日）

[四诊]神清，疲倦，左下肢肿胀、疼痛，皮肤大片红斑，界限尚清，抬高患肢疼痛减轻，双足、双手大鱼际皮癣（图 26）。口干口苦，纳眠可，大便调，夜尿 3～5 次，无发热、咳嗽等不适。舌暗红、苔黄厚腻（图 27），脉滑数。

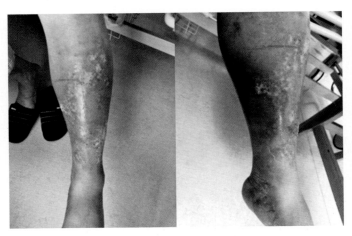

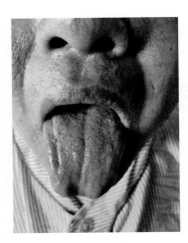

图 26　股肿合并丹毒　　　　　　图 27　舌象

[治疗]

（1）内治

紫花地丁 15g，生地黄 15g，金银花 30g，牛膝 25g，粉萆薢 15g，牡丹皮 10g，防己 15g，苍术 10g，黄柏 10g。

用法：共 3 剂，日 1 剂，水煎温服，早晚饭后服。

蔡老认为患者此次为丹毒急性发作，病机以血热为主，丹毒为移毒，除了足癣诱因之外，患者反复下肢静脉血栓，下肢循环较差，局部缺血缺氧也是此次丹毒的诱因之一，治疗上以急则治其标为原则，同时要祛除原发病灶。辨证为湿热毒蕴证，以清热利湿、凉血解毒为法，拟五神汤合二妙丸加减。除方中金银花为君药，紫花地丁为臣外，配合牡丹皮、生地黄凉血活血并加强清热解毒之功效，萆薢、防己利湿消肿为佐药。牛膝苦、甘、酸、平，归肝、肾经，具有逐瘀通经之效，蔡老重用牛膝至 25g，有补肝肾、强筋骨之功，且能引血下行，引诸药至下肢；合用二妙丸苍术、黄柏清热燥湿且善治足癣。诸药共用，起清热利湿、凉血解毒之功。

（2）外治

①中药洗剂：四黄消炎洗剂是由我院自主研发的外用洗剂，由古方"四黄散"加苦参制成，加苦参增强祛风除湿清热之功。

②中药沐足：蔡老认为除了治疗急性感染病灶之外，还要治疗原发病灶，针对足癣进行处理，以中药沐足为主。大黄 20g，乌梅 20g，五倍子 20g，毛冬青 20g，水煎至 3000mL，沐足，早晚各 1 次。

③介入治疗：针对患者另一诱因"下肢深静脉血栓后综合征"，长期的下肢静脉回流欠佳，血栓形成中的产物也可引发炎性反应，通过介入手段，改善下肢循环，减少丹毒诱因。该患者为陈旧性血栓，无取栓指征，经讨论后，患者于 2020 年 7 月 27 日行左下肢动脉血管腔内成形 + 支架植入术，术中经左侧腘动脉穿刺路径，行左侧股静脉 –

髂总静脉球囊成形，但仍有明显残余狭窄，遂于股静脉 – 髂总静脉残余狭窄段予以血管支架植入，支架为编织支架（关节处）＋激光雕刻支架（近心端），术后造影可见左侧股静脉、髂总静脉再通良好，有效改善患者左下肢静脉回流（图 28）。

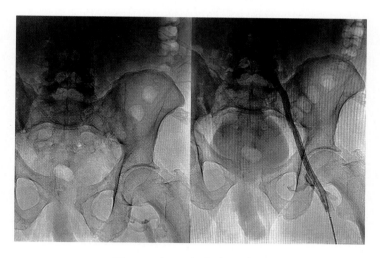

图 28　介入治疗前后对比

二诊（2020 年 7 月 30 日）

［四诊］神清，左下肢肿胀缓解，疼痛明显减轻，皮肤大片红斑较前消退，界限尚清，双足癣处皮肤瘙痒，腹股沟处偶有疼痛，少许黄痰，口干口苦，纳可，梦多，大便调，小便黄（图 29）。舌暗红、苔黄腻（图 30），脉弦滑。

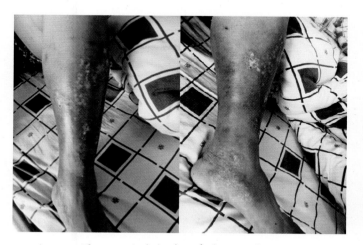

图 29　股肿合并丹毒介入治疗后

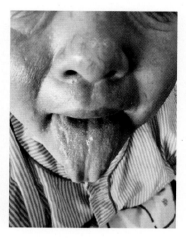

图 30　舌象

［治疗］

（1）内治

紫花地丁 30g，车前子 15g，粉萆薢 15g，金银花 15g，赤芍 10g，牛膝 25g，地肤子 10g，滑石 30g，徐长卿 20g，苍术 10g，陈皮 10g，土茯苓 15g，甘草 5g。

用法：日 1 剂，水煎温服，早晚饭后服。

症状已明显改善，下肢疼痛缓解，局部肤色仍暗红不消，界限清楚，热毒未清，结合舌暗红苔，黄腻，脉弦滑，辨证为湿热毒蕴证，中医治疗以凉血解毒祛湿为主，以五神汤加减。用紫花地丁、土茯苓、牛膝、金银花、车前子为五神汤，徐长卿、地肤子清热利湿止痒，陈皮、苍术健脾燥湿，赤芍活血化瘀，小便黄加滑石清热利尿，甘草调和诸药。诸药合用，清热解毒与燥湿消肿并重，兼有活血化瘀、健脾扶正之功。

（2）外治

方药同前，四黄消炎洗剂、中药足浴。

**【讨论】**

患者下肢深静脉瓣膜功能受损，且有足癣，易受外邪入侵而发病。结合病史、典型临床表现及辅助检查，符合丹毒合并深静脉血栓形成诊断。虽病已 1 月余，但症状改善后再次加重，考虑前面的治疗仅注意血栓的处理，未处理丹毒，使毒邪与瘀再次壅塞而复发。辨证属湿热瘀阻下肢，治以清热利湿、凉血解毒为法。初诊时，"急则治其标"，重用金银花、紫花地丁清热解毒，生地黄、牡丹皮凉血活血，苍术、黄柏为清热燥湿，粉萆薢、防己利湿消肿，牛膝逐瘀通经、引药下行，重用又可利水消肿。二诊症状已减轻，以五神汤辨证加减，清热解毒与燥湿消肿并重，兼有活血化瘀、健脾扶正。患者有丹毒基础，故需治疗丹毒以防反复，用渴疽洗方沐足；血栓反复发作，存在深静脉瓣膜功能不全综合征，出院后需坚持门诊治疗。

（黄　准　刘文导　刘明）

# 大补元气，温经活血治疗股肿

患者陈某，女，45 岁。既往月经不调，经期延长。

【主诉】左下肢反复肿胀 20 余天。

【症见】精神稍倦，左下肢肿胀，伴行走时酸胀疼痛，左小腿后侧及左侧腹股沟处隐痛，右下肢未见异常，无发热等不适，纳眠一般，二便调。经期延长。

【查体】左下肢中度肿，左腹股沟区压痛（+），左足远端肤色稍白，肤温略低，双侧足趾主动活动及深浅感觉良好，双足背动脉搏动可。

【辅助检查】2010 年 6 月 10 日左下肢静脉彩超提示：左下肢静脉血栓形成：股浅静脉完全闭塞，髂外静脉下段、股总静脉及腘静脉近全闭塞；左下腿肌间静脉不完全性闭塞。

【诊断】

中医诊断：股肿（气虚血瘀）。

西医诊断：①下肢静脉血栓形成（左）。

　　　　　②高血压 2 级（中危组）。

　　　　　③经期延长。

【诊治经过】

首诊（2020 年 6 月 15 日）

[四诊] 神情，疲倦，面色㿠白，声低，左下肢肿胀，沉重乏力，久行则加重伴疼痛，左小腿后侧及大腿内侧明显，自觉左下肢灼热，肌肤干燥，右下肢无特殊。纳眠一般，平素畏寒，二便调。舌淡暗、苔白腻（图 31），脉弦细。

[治疗]

（1）内治

黄芪 30g，桂枝 10g，当归 10g，川芎 10g，白芍

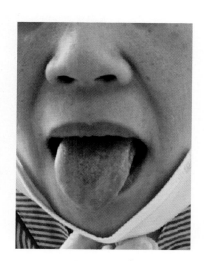

图 31　舌象

10g，赤芍 10g，牛膝 15g，大枣 10g，炙甘草 5g，泽泻 30g，茯苓 10g，猪苓 20g，鸡血藤 15g。

用法：日 1 剂，水煎服，浓煎至 200mL，分早晚两次，饭后温服。

患者中年女性，平素经血不调，气血亏虚，血行不畅，瘀阻经络，阻于下肢，发为股肿。神疲、乏力、面㿠白、纳眠一般为气虚不足之象。气虚日久，阳气不足，温煦乏力，则平素畏寒，经期延长。舌淡暗，苔白腻，脉弦细均为阳虚气弱血瘀之象。蔡老认为黄芪桂枝五物汤治疗肢体远端微循环障碍时，黄芪用量宜大，并酌情加当归、川芎、鸡血藤、赤芍等养血活血的药物，以达"增水行舟"之效。桂枝、赤芍配伍，桂枝为外药，芍药、炙甘草、大枣为内药。黄芪桂枝五物汤可看作桂枝汤去甘草、重用黄芪，加干姜。去甘草则诸药走里作用减弱，重用黄芪则诸药趋向走表，黄芪亦有走"肌表之水"之功。一减一加，佐以干姜，黄芪桂枝五物汤对比桂枝汤而言，药效更趋于肌肤营卫之间，其效比桂枝汤更为表浅。而芍药有"除血痹"之功，赤芍、白芍同用，赤芍偏于清热凉血、祛瘀止痛，白芍侧重补血敛阴、柔肝止痛、养阴平肝。二者合用，白芍性收敛而以补为功，赤芍性疏散而以泻为用，一敛一散，一补一泻，具有清热凉血、养血活血、柔肝止痛之功。全方达到养血和营、活血祛瘀止痛兼顾的效果。患者舌淡，经期延长，血亏之证明显，遂加当归补血活血，川芎活血行气止痛，牛膝滋养肝肾阴并引诸药下行，鸡血藤补中有行，养血活血。左下肢肿胀，予泽泻利水消肿，茯苓、猪苓健脾利水，全方攻补兼施，虚实同治。

（2）外治

介入治疗：辅助检查提示左下肢深静脉闭塞严重，为术后复发，静脉造影可见股静脉、髂静脉明显血栓形成，故先行机械取栓，予以 Angiojet[1] 血栓清除系统予患者行下肢静脉取栓，及时有效开通左侧股静脉 – 髂静脉血流（图 32、图 33）。

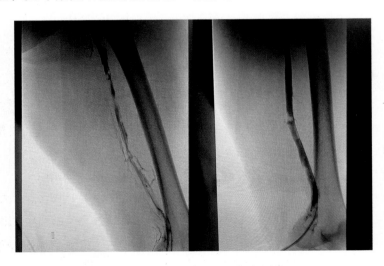

图 32　左股静脉介入治疗前后对比

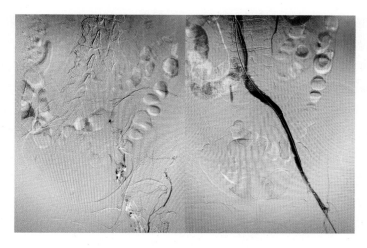

图 33　左髂静脉介入治疗前后对比

二诊（2020 年 6 月 18 日）

[四诊] 神情，精神好，面容较前红润，左下肢肿胀消退，左小腿后侧及大腿内侧疼痛减轻，偶有汗出，口干，肌肤干燥，偶有瘙痒，畏寒改善，纳眠一般，二便调，舌淡暗、苔白腻（图 34），脉细无力。

[治疗]

内治

黄芪 50g，知母 10g，桂枝 10g，细辛 3g，防己 15g，当归 10g，牛膝 25g，白芍 15g，赤芍 15g，甘草 5g。

用法：日 1 剂，水煎服，浓煎至 200mL，分早晚两次，饭后温服。

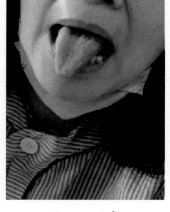

图 34　舌象

黄芪桂枝五物汤内服并结合外治处理后，患者下肢症状改善缓解，但患者年近七七，气虚无力运化、瘀血阻滞下肢，皮肤失养而肌肤枯涩，瘙痒。病机为气虚血瘀，病性属本虚标实，仍以黄芪桂枝五物汤加减，以重用补气药兼大量活血养血药，知母清热养阴，细辛温经通络。黄芪配桂枝、细辛甘温益气，补在表之卫气，桂枝散风寒且温通经络，细辛通阳散结。三者相伍益气以振奋卫阳，固表不留邪。芍药与桂枝合用调营卫而和表里。当归、赤芍、白芍合用，活血养血，养阴合营。牛膝滋养肝肾阴并引诸药下行，下肢肿胀。予防己利水消肿，甘草配防己，既可调和诸药又可解痉止痛，知母清热养阴润燥，防止大量温热药燥热伤阴。此证乃本虚标实，重在补气，兼顾活血利湿润燥为法。

【讨论】

股肿病，属中医学"股肿""脉痹""恶脉""肿胀""水肿""瘀血流注"等范畴。多缘于久坐久卧、年老体衰、妊娠或跌仆损伤等致气阴耗伤，气伤则血流滞缓，阴伤则血脉不充，滞而不通，血瘀脉阻，水津外溢，聚而为湿，湿瘀滞留，阻于下肢而发本病。唐·孙思邈《备急千金要方》载："气血瘀滞则痛，脉道阻塞则肿，久瘀而生热。"充分认识到该病的发生是以瘀阻脉络，壅塞不通为起始。清·吴谦《医宗金鉴》指出："产后闪挫，瘀血作肿者，瘀血久滞于经络，忽发则木硬不红微热。人之气血周流不息，稍有壅滞，即作肿矣。"也描述了股肿的病因及证候特点。清·唐容川《血证论》云："瘀血流注，亦发肿胀，乃血变成水之证。""宜化祛瘀血，消利肿胀。""有瘀血肿痛者，宜消瘀血。""瘀血消散，则痛肿自除。"总结出血瘀致病为本病的核心病机，并引出"血实宜决之，气虚宜掣引之"的治疗思路[2]。"血实"指血中邪气亢盛或为邪毒壅于血分之寒证、热证或瘀血痹阻的瘀血证[3]。"决"，泻也。"血实宜决之"本义是指血瘀壅滞之证，应用针刺放血之法[4]。刘采倩指出"气虚宜掣引之"中"掣引"有导引、挽回、升提之义[5]。王冰注"掣，读为导，导引则气行条畅"；马莳认为"其气虚者，宜掣引之，谓导引其气，使至于条畅"。二人均将"掣"释为"导引"，强调气虚的治疗要因势利导使其运行条畅[6]。孙达武指出"血实宜决之"就是导之下流如决江河，正是王清任祛瘀之大法；"气虚宜掣引之"正是运用黄芪之所本[7]。故而本方采用大剂量黄芪，二诊时黄芪用量达50g，此为股肿内治之要，并配伍知母养阴，制约黄芪之燥。

本案患者下肢水肿、易疲乏、面色㿠白、舌色淡均为气虚机体失养导致，内治宜大补元气，舌淡暗考虑血瘀阻络，与患者易栓体质有关，应尽早开放静脉循环。介入下静脉机械溶栓配合药物抗凝治疗是一个新的技术手段，可以看作中医活血祛瘀法的延伸，通过现代手段的外治法加强了以往内科保守的药物祛瘀法。介入手术之后，循环改善，但气血亏虚之本虚证还未改善，应该长期配合服用中药，补气活血，利水消肿，瘀血及痰湿去，则血脉通畅，血能行，肌肤得血而养。予以门诊随诊，患者恢复良好。

（黄　淮　黄亚兰　刘文导）

☞ **参考文献**

[1] AngioJet 机械血栓清除术治疗急性下肢深静脉血栓形成的专家共识（2016版）[J].血管与腔内血管外科杂志，2017，3（1）：555-558.

[2] 郭道成，刘政，陈鑫."血实宜决之，气虚宜掣引之"在股肿病中的应用 [J].健康之路，2018，8，15：236.

[3] 王笑丹，张培彤.关于证候规范化的思考 [J].中华中医药杂志，2017，32（8）：3573-3576.

[4] 张沁春，黄青林.刺络拔罐法在针灸临床中的运用 [J].贵阳中医学院学报，2002，22（1）：150-152.

[5] 刘采倩."气虚宜掣引之" [J].四川中医，1987，（10）：4-5.

[6] 朱洁，许骏尧，吴灏昕.益气升提法的理论源流及临床应用探讨 [J].中华中医药杂志，2016，31（11）：4439-4441.

[7] 孙达武.论王清任对活血化瘀的贡献 [J].中医药导报，2006（9）：6-7.

# 微创介入、中药内服、外洗三管齐下治臁疮

患者冯某，男，77 岁。平素久站，劳作较多。

【主诉】右下肢青筋迂曲扩张 20 余年，伴右足踝溃疡 1 月余。

【症见】神清，疲倦，右下肢稍肿，青筋迂曲扩张，部分成团，久站久行后觉下肢沉重乏力、坠胀不适，休息后缓解，伴小腿皮肤色素沉着，右内踝溃疡，少许淡黄色渗出，无发热恶寒，纳眠可，二便调。

【查体】右下肢轻度肿胀，右侧股动脉搏动正常，腘动脉、足背动脉搏动减弱，肤温较低，右下肢浅静脉迂曲扩张，部分成团，右小腿色素沉着，足踝处皮肤破溃，约 5cm×3cm，淡黄色渗出渗液；左下肢未见明显异常。

【辅助检查】右侧下肢静脉彩超（2020 年 6 月 16 日）：右侧髂外静脉（腹股沟段）、股总静脉、股浅静脉瓣膜功能不全。右侧大隐静脉、小隐静脉曲张并瓣膜功能不全。右小腿穿通静脉功能不全。

【诊断】

中医诊断：臁疮（气虚血瘀）。

西医诊断：下肢静脉曲张伴有溃疡和炎症。

【诊治经过】

首诊（2020 年 6 月 29 日）

[四诊]神清，疲倦，汗出多，右下肢筋脉，色青紫，盘曲突起，状如蚯蚓，右内踝上溃疡疮面，周围变黑、较硬，局部轻微肿胀，肢体沉重（图 35、图 36）。口淡，纳眠可，二便调。舌淡紫、苔薄黄微腻（图 37），脉细缓无力。

[治疗]

（1）内治

金银花 10g，车前子 10g（包煎），粉萆薢 10g，紫花地丁 10g，牛膝 10g，赤芍 10g，白芍 10g，黄芪 30g，防风 10g，苍术 15g，陈皮 10g，蚕砂 10g（包煎），甘草 5g。

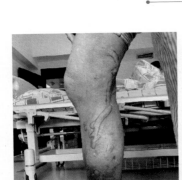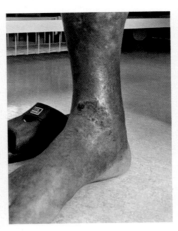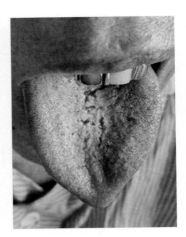

图 35　右下肢静脉曲张　　　图 36　右内踝溃疡　　　图 37　舌象

用法：日 1 剂，水煎服，浓煎至 200mL，分早晚两次，饭后温服。

患者下肢稍肿胀、周围皮肤发黑发硬，在五神汤基础上加陈皮以燥湿利水，加蚕砂以活血通经。芍药甘草汤来源于汉代医圣张仲景的《伤寒论》，全方只有白芍和炙甘草两味药，但结构严谨，配伍精妙，是后世历代医家极为推崇的祖方之一，应用范围极广。方中芍药性酸寒，可养血敛阴，柔肝止痛；甘草性甘温，有健脾益气，缓急止痛之功。两药相伍，可酸甘化阴，调和肝脾，可达柔筋止痛之功效。蔡教授将白芍、赤芍并用，不仅可缓急止痛、清热解毒，还可活血化瘀。

玉屏风散出自《丹溪心法》，为补益剂，具有益气固表止汗之功效。方中重用黄芪以达益气固表，实卫止汗之效；防风遍行周身，称治风之仙药，黄芪得防风，二者善行善走，相畏相使，其功益彰，则黄芪自不虑其固邪，防风亦不虑其散表，此散中寓补，补内兼疏。患者胃纳可，脾虚不显，故蔡老将白术易为苍术，取其祛风芳香燥湿之功，增强利水消肿之力。三方合用，共奏益气活血利湿、清热解毒之功，正邪兼顾，湿热得清，瘀脉得通，毒邪得去，为临床治疗臁疮之良方。

（2）外治

①外用沐足方：大黄 30g，乌梅 30g，五倍子 30g，黄精 30g。水煎至 3000mL，沐足，每日下午浸洗 1 次。本方为蔡老治疗脱疽病、臁疮病经验方，取大黄清热泻火，活血祛瘀之功；乌梅、五倍子可敛疮消痈；黄精可补五劳七伤、强筋健骨。四药同用可清热解毒祛瘀，收敛生肌，促进疮面愈合。

②介入治疗：经术前评估，患者可行右侧大隐静脉射频闭合＋浅表曲张静脉硬化＋局部曲张静脉点状抽剥术[1]，以外治手段达到中医祛瘀生新，促进血液循环重建的最佳效果。征求家属同意后，于 2020 年 6 月 30 日进行右大隐静脉主干射频闭合，浅表曲张静脉予以泡沫硬化，并对于突出较为严重的曲张静脉进行局部点状抽剥（图 38）。术后患者即可下床行走，恢复好。

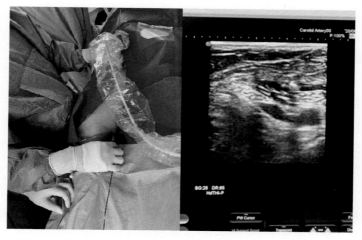

图 38　介入治疗

二诊（2020 年 7 月 2 日）

[四诊] 神清，右下肢筋脉色紫，突起不甚明显，右内踝上疮面接近愈合，溃疡周边色素沉着较前小腿，组织较前变软；患肢肿胀减轻，肢体沉重改善，行走较前轻松（图 39）。纳眠可，二便调；舌淡紫、苔黄腻（图 40），脉细缓。

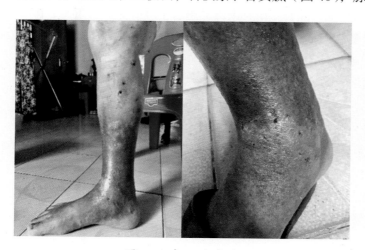

图 39　介入治疗后

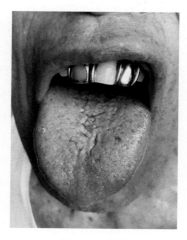

图 40　舌象

[治疗]

（1）内治

金银花 15g，车前子 10g，粉萆薢 10g，紫花地丁 10g，牛膝 5g，赤芍 5g，白芍 10g，黄芪 30g，防风 10g，苍术 15g，蚕砂 10g（包煎），甘草 5g。

用法：日 1 剂，水煎服，浓煎至 200mL，分早晚两次，饭后温服。

患者介入手术后 2 天，中药内服 3 天后疮口快速愈合，症状改善，原方奏效。患者下肢肿胀已消，皮肤发黑、发硬好转，考虑血瘀既通，牛膝、赤芍减量；四诊合参，患者热象较前加重，金银花药量加至 15g，去陈皮。

（2）外治

外洗方药效不更方，以滋巩固，续观疗效。

【讨论】

臁疮病名最早见于《疮疡经验全书》，《证治准绳》中称之为"裤口疮""裙风"，《医宗金鉴》指出："此证生在两胫内外臁骨，外臁属足三阳经，湿热结聚……内臁属足三阴，有湿，兼血分虚热而成，更兼臁骨皮肉浅薄，难得见效，极其缠绵。"相当于西医学小腿慢性溃疡。

蔡老结合多年临床经验认为，臁疮发病的根本是虚和瘀。虚主要指气虚，瘀为血瘀。气可以温养五脏，护卫全身，若素体气虚或久病致虚，则机体的防御功能低下，湿毒邪气容易入侵，正气无法与邪气抗衡，不能托邪外出，从而使疮口经久不愈。气血不足可导致血液运行不畅，而致血瘀。而血液瘀阻脉络，久亦可伤气，致正气不足，中气下陷，不能正常滋润濡养肌肤筋脉，使经络失养，故气虚、血瘀是互为因果的关系。经脉瘀久，或外邪侵袭络脉，邪瘀相加，郁久化热，热盛肉腐，致使皮肤破溃而发病。溃后虚瘀交杂，腐肉难脱，则新肉难生。

结合患者病史、症状，患者筋瘤病史 20 余年，久病必虚，久病必瘀，对于岭南的下肢疾病患者，蔡老认为，久病必湿，湿瘀互结，则可见患者下肢肿胀。苔黄腻，湿热之象明显，故在益气活血利湿基础上，加清热解毒为法，拟五神汤、芍药甘草汤合玉屏风散加减化裁。"外科之法，最重外治。"故除中药内服外，尚有中药沐足方，使药物可通过皮肤直接吸收，以达到治疗的效果，不仅操作简便，并且安全有效。随着医学发展，中医外治手段也日新月异，借助现代影像学检查及先进设备，通过介入射频消融、硬化剂注射、点状剥脱的多种手术外治手法，以达"急则治其标"，迅速改善患者下肢的静脉血流。患者溃疡迁延不愈合，缘于静脉瓣膜功能不全导致下肢静脉返流，而致局部皮肤缺养，介入治疗在保证疗效的前提下，将患者创伤减小，并大大缩短患者住院周期，内外合治，以达最佳疗效，显著提高患者的生活质量。患者服药 2 剂，带药出院。出院随访，患者行走正常，溃疡未再发作。

（黄　淮　刘文导　李锦伟）

☞　**参考文献**

[1] 苑超，高荣键，孙伟东，等.超声引导下腔内射频消融联合点式剥脱治疗下肢静脉曲张的临床效果观察［J］.现代生物医学进展，2020，20（7）：1272-1276.

# 介入通瘀、中药化湿治疗脱疽

患者黄某，男，78 岁。既往高血压、糖尿病病史。

【主诉】右下肢疼痛、乏力 2 月余，加重 3 天。

【症见】神清，疲倦，右下肢疼痛，远端不温，畏寒肢冷，右足背瘀肿，双下肢乏力，间歇性跛行，夜间无明显疼痛，尚可安睡，无发热、心悸等不适，胃纳可，二便调。

【查体】双下肢皮肤干燥，局部脱屑，趾甲晦暗，缺少光泽，右足稍肿胀，肌肤甲错，外侧并发小溃疡，右侧腘动脉搏动减弱，足背动脉未扪及搏动。

【辅助检查】肌电图：①右侧正中神经周围性损害（运动和感觉纤维均受累，轴索损害并存脱髓鞘改变）；②双侧胫神经周围性损害（运动和感觉纤维均受累，重度轴索损害）。右下肢动脉彩超：右下肢动脉硬化狭窄并斑块形成：胫前动脉及足背动脉狭窄率为 70% ～ 90%；胫后动脉狭窄率为 50% ～ 69%。左下肢动脉彩超：左下肢动脉硬化狭窄并斑块形成：胫前动脉及足背动脉狭窄率约 70% ～ 99%。2020 年 7 月 13 日查右下肢静脉彩超：右下肢静脉主干血流通畅，未见明显血栓。右下肢动脉彩超：右下肢动脉内中膜增厚并多发斑块形成。右下肢动脉多发狭窄（最窄处：股浅动脉远段，＞ 75%）。右胫前动脉近段及胫后动脉闭塞。

【诊断】

中医诊断：脱疽（气虚湿瘀阻络）。

西医诊断：①下肢动脉硬化闭塞症。

　　　　　②2 型糖尿病足。

　　　　　③高血压病 2 级（很高危组）。

　　　　　④糖尿病周围神经病变。

【诊治经过】

首诊（2020 年 7 月 20 日）

［四诊］神情，疲倦，面色㿠白，双下肢乏力，右下肢疼痛，右足瘀肿，畏寒肢

冷，远端不温，肌肤干燥，脱皮，瘙痒，间歇性跛行，下肢麻木，无发热气促（图41）。纳眠一般，二便调。舌暗红、苔薄白（图42），脉沉细。

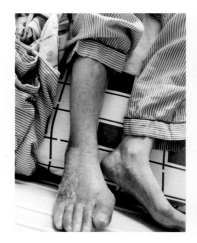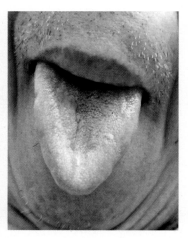

图 41　右足肌肤干燥、脱皮　　　　图 42　舌象

［治疗］

（1）内治

关黄柏 10g，苍术 10g，酒川牛膝 15g，粉萆薢 15g，徐长卿 30g，紫草 15g，荆芥穗 10g，防风 10g，牛蒡子 10g，茯苓 10g，陈皮 10g，甘草 5g，生地黄 15g。

用法：日 1 剂，水煎服，浓煎至 200mL，分早晚两次，饭后温服。

（2）介入治疗

彩超提示双下肢均存在多发动脉狭窄 / 闭塞病变，临床表现以右下肢症状为主，2020 年 7 月 20 日行右下肢动脉造影提示：右侧股浅动脉多发中 - 重度狭窄，术中予以球囊扩张开通左侧股浅动脉，改善右下肢血供（图 43）。

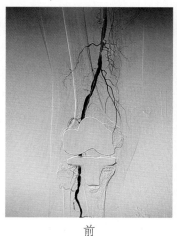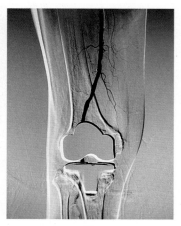

前　　　　　　　　　　后

图 43　介入治疗前后对比

**二诊**（2020 年 7 月 23 日）

［四诊］精神较前改善，面荣，右下肢瘀肿明显改善，自觉右足较前变暖，对比左侧明显，肌肤干燥，脱屑，右足外侧溃疡，干燥脱屑，疼痛较前缓解，仍有下肢麻木（图 44）。纳可，眠一般，少许口干，二便调，舌淡、苔较前变薄（图 45），脉细无力。

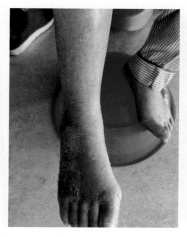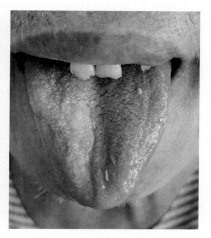

图 44　介入治疗后　　　　　图 45　舌象

［治疗］

（1）内治

关黄柏 10g，苍术 10g，酒川牛膝 15g，粉萆薢 15g，黄芪 30g，知母 10g，防风 10g，金银花 15g。

用法：日 1 剂，水煎服，浓煎至 200mL，分早晚两次，饭后温服。

（2）外治

①外用沐足方：大黄 30g，乌梅 30g，五倍子 30g，黄精 30g。日 1 剂，煎水沐足，勿浸疮口，每晚洗 1 次。

②氧化锌油：右足干燥脱屑处外涂氧化锌油，起润滑及保护的作用。

【讨论】

患者年过七旬，气血不足，气为血之母，气虚则无以载血，血滞成瘀，脉络阻塞，血不能达，肌肤失养，四末失于温煦，发为"脱疽"。下肢麻木、痹痛为气血运行不畅，瘀阻脉络，久而生痰，痰瘀互结，血脉不通则痛；阳气无法直达四肢末端，肢体失于濡养则见四肢不温、皮肤干燥、脱屑、瘙痒等。舌暗红，苔薄白，脉沉细为气虚湿瘀阻络表现。本病脱疽患者，又有静脉瘀滞，动脉静脉合病，导致右足外侧瘀肿、溃疡，是"脱疽"与"筋疽"并发的一个病证。故本例患者的处理，脱疽与静脉瘀滞证并治。内治法急则治标，瘀肿严重，以四妙散合祛风化湿药物为主，消除静脉瘀滞，患者血脉通畅，足远端方得以濡养，故通过介入行下肢血管成形术，快速改善下肢血供。介入手术之后，注重局部感染的控制，外治法以渴疽洗方熏洗沐足，以化瘀托毒。内治法则扶正祛邪并重，黄芪、知母益气养阴，与四妙散、金银花等清热利湿之品合用。介入手术与中药内服各施其用，优势互补。

本案患者舌淡，苔厚，脾虚湿盛，重于湿热，蔡老将四妙丸中薏苡仁改为粉萆薢，此药味苦甘，性平无毒，入脾、肾、膀胱三经，主风寒湿痹，腰背痛，萆薢相比薏苡仁，祛湿之力更强。用较多祛风药物，如荆芥、防风、徐长卿等意在加强祛湿。陈皮、茯苓、甘草为二陈汤配伍，理气化痰力佳，川牛膝补肝肾、活血祛瘀止痛，引血下行直达下肢病所；紫草凉血活血，生地黄养阴活血，此二药又可增强牛膝活血化瘀、通经止痛之功，牛蒡子解毒消肿。全方共奏健脾化湿、祛风通络、凉血活血之功。

二诊时，患者久病体虚，病机虚实夹杂，辨证为气虚湿瘀阻络，现舌苔较前变薄，足部瘀肿改善，湿热之证较前缓解；患者合并消渴病病史，肌肤枯涩、口干，为阴虚之象，在上方基础上减疏风之品，加黄芪、知母、金银花等。气虚者重用补气药，重用黄芪，黄芪配防风固表不留邪，祛风亦可胜湿；口干加知母清热润燥，亦可配合本病消渴养阴生津。右侧局部仍有瘀肿，较前减轻，但湿热未清，继续用四妙丸清热利湿，川牛膝补肝肾、引诸药下行，加金银花清热解毒。

（黄　准　刘　明　朱晓峰）

# 下肢静脉性溃疡介入治疗的选择

患者蒋某，男，69 岁。既往高血压、糖尿病、高尿酸血症等病史。

【主诉】双下肢皮肤色素沉着 10 余年，左下肢红肿 3 月。

【症见】双侧小腿皮肤色素沉着，左侧小腿皮肤红肿，右下肢浅表静脉迂曲扩张，久站、久行后觉双下肢乏力、沉重、坠胀不适，休息后减轻。

【查体】双小腿可见灰褐色色素沉着，左小腿前侧可见陈旧性皮肤溃疡愈合瘢痕，左小腿红肿明显，右下肢浅静脉迂曲扩张，以小腿为甚，双下肢皮肤痛触觉正常。

【辅助检查】左下肢动脉彩超提示（2020 年 3 月 19 日）：左下肢动脉内中膜增厚并斑块形成。左下肢静脉彩超提示：左侧大隐静脉曲张，左小腿肌间静脉曲张。2020 年 5 月 12 日复查左下肢静脉彩超提示：左侧大隐静脉曲张，左侧股总静脉、股浅静脉瓣膜功能不全。右下肢静脉彩超提示：右侧股总静脉瓣膜功能不全，右侧大隐静脉曲张并瓣膜功能不全，右小腿穿通静脉功能不全。

【诊断】

中医诊断：臁疮（湿热瘀阻）。

西医诊断：①下肢静脉曲张伴有溃疡和炎症。

②2 型糖尿病不伴有并发症。

③高血压 3 级（很高危组）。

④高尿酸血症。

【诊治经过】

首诊（2020 年 5 月 14 日）

［四诊］神清，面赤，下肢粗肿，左肢尤甚，局部发热、暗红、疼痛，活动受限，左小腿前侧疮口已愈，右下肢筋脉色紫，盘曲突起，状如蚯蚓，皮肤发黑、发硬，双足癣（图 46）。发热、汗多，口渴，喜冷饮，纳眠尚可，小便黄，大便可。舌紫红、苔黄腻（图 47），脉滑数。

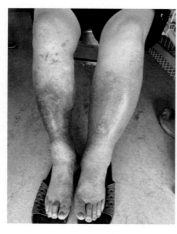
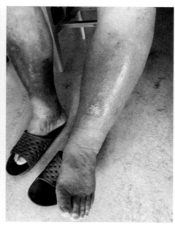
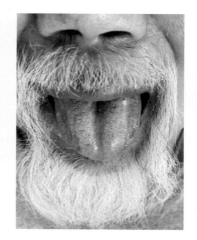

图 46　下肢静脉性溃疡　　　　　　　图 47　舌象

［治疗］

（1）内治

金银花 15g，牡丹皮 10g，紫花地丁 15g，牛膝 15g，紫草 15g，粉萆薢 10g，苍术 10g，关黄柏 10g。

用法：日 1 剂，水煎服，浓煎至 200mL，分早晚两次，饭后温服。

（2）外治

中药洗剂外涂：患者年老体弱，久病耗气，又居于岭南湿热之地，外受湿热邪毒，蕴结下肢，可见小腿继发感染，以四黄消炎洗剂外搽。

二诊（2020 年 6 月 15 日）

［四诊］神清，面赤，左下肢红肿已消，无疼痛，右下肢筋脉色紫，盘曲突起，状如蚯蚓，肤色瘀黑，质韧、发硬，双侧足癣，无明显恶寒发热（图 48）。晨起间有咳嗽、痰色白质稀，多汗、口渴，喜冷饮，疲乏，纳呆，嗜睡，小便少、色黄，大便黏

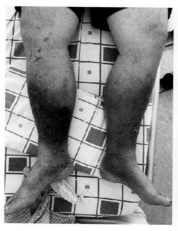
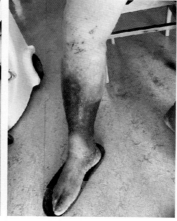
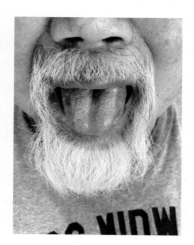

图 48　下肢静脉性溃疡治疗后　　　　　图 49　舌象

腻。舌紫红、苔黄腻（图 49），脉滑数。

［治疗］

（1）内治

金银花 15g，牡丹皮 10g，紫花地丁 15g，牛膝 15g，紫草 15g，粉萆薢 10g，苍术 10g，黄柏 10g，党参 30g，茯苓 30g，白术 10g，白扁豆 10g，山药 15g，砂仁 15g，桔梗 10g，莲子 10g，半夏 10g，甘草 5g。

用法：日 1 剂，水煎服，浓煎至 200mL，分早晚两次，饭后温服。

（2）外治

①中药洗剂：同前。

②介入治疗：患者病史较长，严重影响生活质量，现对于大隐静脉瓣膜功能不全伴有下肢静脉曲张，合并出现溃疡，手术指征明确，微创介入治疗已经成为理想治疗方式[1]，排除禁忌后，于 2020 年 6 月 16 日行右侧大隐静脉腔内射频闭合术，配合浅表曲张静脉泡沫硬化术，患者术后恢复良好（图 50、图 51）。

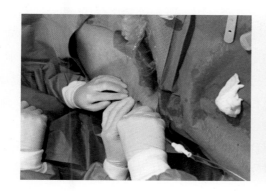
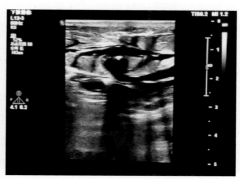

图 50　介入治疗

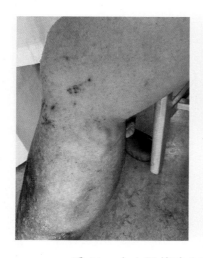
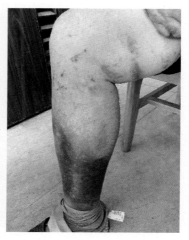

图 51　右小腿静脉曲张介入治疗前后对比

**【讨论】**

患者肥胖，倦卧懒动，肢体气机不利，气血瘀滞于经脉之中，营血回流不畅，又嗜食生冷油腻之品损伤脾胃，以致脾胃运化失司，湿浊内生，日久蕴而化热，湿热熏蒸，蕴结成毒，而致湿热毒邪蕴于下肢，发为本病。四诊合参，本病病位在下肢，病机为湿热瘀阻，病性属实，治以清热利湿、活血化瘀，五神汤加减化裁。取五神汤中紫花地丁、土茯苓、牛膝、金银花清热解毒、活血燥湿，加粉萆薢、苍术、黄柏清热祛湿，牡丹皮、紫草凉血活血，诸药共用，起清热利湿、活血凉血功效，为临床治疗股肿之良方。

二诊时，患者自觉症状改善明显，从湿热下注型转为脾虚湿停型，脾胃虚弱，故运化失职，水湿内生，则纳呆，便溏，咳嗽，痰多色白量多；脾为后天之本，脾失健运，则气血生化不足，肢体失于濡养，故疲倦、四肢乏力、嗜睡；湿热蕴结，故小便量少色黄；故拟原方五神汤基础上加参苓白术散加减。方中去人参改党参，取其性平味甘，善补益脾肺之功，并生津止渴；炒白术甘补苦燥而温，既可健脾益气，又可燥湿；茯苓甘补淡渗而平，既可健脾助运，又可淡渗利湿。三药合用，既补脾肺之气 又可助运利湿。山药善补脾养气敛阴，又兼收涩。莲子既补脾胃、益心肾，又涩肠止泻。炒白扁豆补脾化湿。炒薏苡仁健脾利湿。砂仁有化湿行气、温中开胃之功效。桔梗性平，辛散苦泄，既能宣肺化痰止咳，又可升提肺气、载药上行。患者口干，苔厚腻，去陈皮，予半夏燥湿化痰。甘草既益气和中、润肺止咳，又调和诸药。全方配伍，补虚中兼渗利涩敛，配合五神汤共奏健脾清热利湿、活血化瘀之功。

外治法应以现代手术介入治疗为主，闭合患肢大隐静脉，硬化浅表曲张静脉，配合四黄消炎洗剂外涂，使药物通过皮肤直接吸收，直达病所。自古中医讲究"良医不废外治"，内外合治，多种手段并用，中西医结合，取长补短，力求患者快速康复，这也是是当今中医外科临床的趋势。介入治疗是外治之法，亦是治本之策，需注意的是，下肢静脉性溃疡的介入治疗必须在急性发作期炎症控制后应用。

（黄　准　刘文导　梁晓聪）

# 及时清创、适时介入治糖尿病足

患者彭某，男，55 岁。既往 2 型糖尿病病史。

【主诉】反复右下肢疼痛伴足部溃烂 1 月余。

【症见】神清，疲倦，右下肢疼痛，足背红肿，右足第 3、4 趾及足趾间溃烂，足背与足底形成窦道，淡黄色脓液渗出，不能行走，四肢麻木，无发热，纳眠差，二便调。

【查体】双下肢皮肤干燥，毳毛稀疏，右足背皮肤红肿，右第 4 趾红肿溃烂，疮面大小约 3cm×2cm，疮面暗黄色脓液渗出，疼痛，右足背波动感（＋）；双下肢感觉正常，双侧股动脉、腘动脉及足背动脉搏动可，左胫后动脉搏动可，右胫后动脉未扪及搏动。

【辅助检查】四肢血管彩超（2020 年 5 月 21 日惠东县人民医院）：右侧下肢深静脉主干血流通畅，瓣膜功能良好，未见明显血栓形成。右侧大隐静脉根部未见扩张，血流通畅。右侧小腿未见明显扩张的穿支静脉。右侧胫前动脉下段狭窄，于右下肢动脉血流通畅，未见明显狭窄。胸部、右足 X 线（2020 年 5 月 21 日惠东县人民医院）：两肺、心膈未见异常。右足所见，符合糖尿病足影像改变。双下肢 CTA（2020 年 5 月 28 日本院）：右侧胫后动脉未见明确显影，右侧腓动脉与右下肢静脉相沟通，右下肢静脉早显、明显迂曲扩张，考虑动静脉瘘形成。左侧胫前动脉、左侧腓动脉中远段断续显影，提示局限性闭塞。腹主动脉下段、双侧髂总动脉、左髂外动脉、左侧股浅动脉粥样硬化，管腔无明显狭窄。双侧股动脉 – 腘动脉、股深动脉、右侧胫前动脉、腓动脉及左侧胫后动脉未见狭窄。

【诊断】

中医诊断：筋疽（气阴两虚，湿热瘀阻）。

西医诊断：① 2 型糖尿病足病。

②下肢动脉硬化闭塞症。

**【诊治经过】**

首诊（2020 年 5 月 29 日）

［四诊］患者消渴病史，神清，倦怠，懒卧，少言，右足红肿，足趾末端溃疡渗出，足背足底贯穿，窦道形成，脓液较多，疼痛难行（图 52）。口干，偶有口苦，纳眠欠佳，二便调。

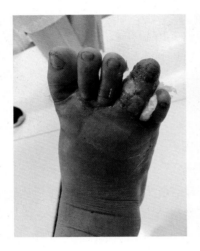
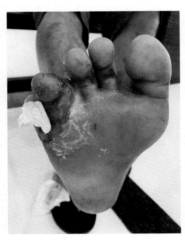

图 52　糖尿病足

二诊（2020 年 6 月 1 日）

［四诊］神清，精神好，声低，口干，不欲饮，无口苦，右下肢疼痛缓解，足背仍红肿，局部灼热，四肢麻木，纳眠差，二便调。舌暗红、苔黄微腻（图 53），脉弦滑。右足背局部切开引流后，置入贯穿引流胶条，每日冲洗，渗出不多（图 54）。右侧股动脉、腘动脉、胫后动脉搏动可，足背动脉未扪及明显搏动。

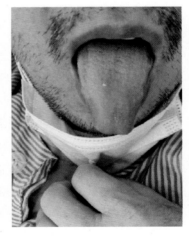

图 53　舌象

［治疗］

（1）内治

黄芪 30g，当归 10g，麦冬 10g，干石斛 15g，甘草 5g，金银花 15g，皂角刺 10g，浙贝母 10g，陈皮 5g，紫花地丁 30g。

用法：日 1 剂，水煎服，浓煎至 200mL，分早晚两次，饭后温服。

（2）外治

①介入治疗：考虑患者动脉硬化闭塞合并糖尿病周围血管病变，远端缺血以致患者疼痛伴溃疡，反复不愈，Wagner 分级为 3 级，需及时行血管腔内成形术以再通血管[1, 2]，改善下肢血运，以外治手段达到中医活血祛瘀内治法的最佳效果。征求家属同意后，于

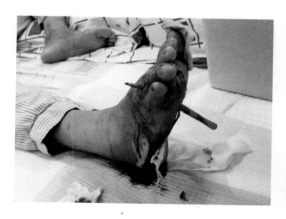
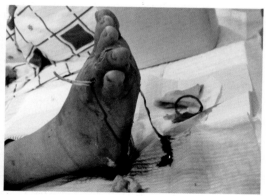

图 54　贯穿引流

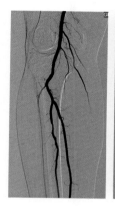
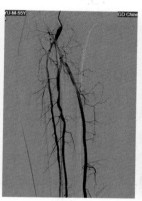
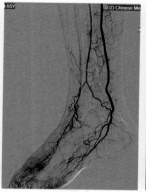
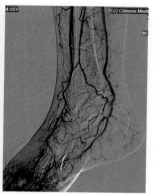

图 55　介入治疗前后对比

2020 年 6 月 1 日行右下肢动脉造影提示右侧胫前动脉狭窄病变，予以腔内成形开通右胫前动脉，术后右足血供改善（图 55）。

②中药外洗沐足：继续予渴疽洗方外洗沐足。

三诊（2020 年 6 月 4 日）

［四诊］神清，面色如常，行走正常，声低，略口干，无口苦，右足仍有疼痛，适当下地行走，四肢麻木缓解，纳眠差，二便调。舌淡、苔黄（图 56），脉沉细。右足行贯穿引流术，胶片固定良好，淡黄色渗出，表面可见皮肤褶皱，肤温稍高，溃疡渗出（图 57）。右侧股动脉、腘动脉、胫后动脉、足背动脉搏动正常。

［治疗］

内治

黄芪 30g，金银花 10g，玄参 10g，当归 10g，赤芍

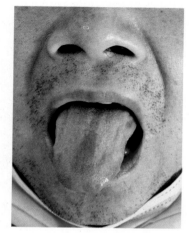

图 56　舌象

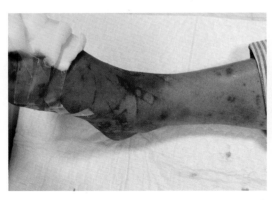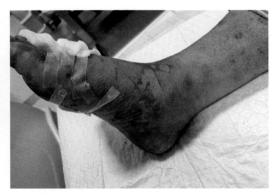

图 57　糖尿病足治疗后

10g，白芍 10g，牛膝 10g，泽兰 10g，泽泻 10g，防己 15g。

用法：日 1 剂，水煎服，浓煎至 200mL，分早晚两次，饭后温服。

【讨论】

糖尿病足的坏疽继发于"消渴"，且不同于一般脱疽的趾（指）坏死为先，而以肌腱变性坏死多见，故上海奚九一教授将这种糖尿病足肌腱变性坏死症命名为"筋疽"，蔡教授按筋疽的病情进展，将其分按继续发作期、好转期、恢复期分期论治，内外结合[3]。本例患者久患消渴，正气亏虚，复感外邪，湿热毒蕴，熏蒸肌肤，见其右足趾坏死溃疡，伴脓液渗出。就诊时为急性发作期，中医治疗以急则治标，外治处理优先，尽早局部切开以通畅引流，导邪外出，使得脓液外流，邪有出路。切开引流后，配以渴疽洗方加毛冬青 30g 沐足。

二诊，右下肢疼痛，足趾溃烂化脓为湿热瘀阻、脉络不通、肢体失养的表现。纳眠差缘于脾胃气虚，心神失养；舌暗红、苔黄微腻、脉弦滑，为气阴两虚、湿热瘀阻之征象。病机为气阴两虚，湿热瘀阻，为本虚标实之证，方用顾步汤加减。方中黄芪、当归益气活血。紫花地丁、金银花清热凉血解毒，托毒外出。麦冬、石斛养阴生津。浙贝、陈皮行气化痰。瘀滞未溃，加皂角刺。甘草调和诸药。全方重在清热解毒，兼补气活血，行气化痰，标本兼治。外治予切开排脓，贯穿引流，使邪有出路。

三诊，右下肢疼痛，足趾溃烂化脓为湿热瘀阻、脉络不通所致，纳眠差为气阴两虚，脾胃心神失养；舌暗红、苔黄微腻、脉弦滑，均为气阴两虚、湿热瘀阻之征象。急则治标，目前湿热之象重，可以四妙勇安汤加减。现代药理研究显示四妙勇安汤诸药多具有抗菌、抗炎、提高免疫力、降糖等作用[4]。本案患者处方以黄芪、当归补气活血，金银花、玄参清热解毒，赤芍、白芍清热养阴活血，柔筋缓急止痛，泽兰、泽泻利水消肿、防己祛瘀消肿，牛膝引诸药下行，助脓排出。诸药互用，以达补气养阴、清热利湿活血之功。

对于糖尿病足相关的抗生素使用问题，蔡教授认为感染贯穿糖尿病足始终，应积极抗感染，本例患者根据药敏结果予左氧氟沙星抗感染。另外，糖尿病足患者还应积极控制血糖，血糖控制不佳则感染难以彻底控制，予口服药及胰岛素配合降低血糖。糖尿病足筋疽是导致截肢的关键环节。本病例因感染严重、失治导致足背与足底穿透成瘘，及时清创引流，给邪以出路，在有效缓解病情情况下，配合中药、介入治疗，达到补气养阴、通瘀泄毒的效果，是挽救糖尿病足免于截肢的成功案例。

（刘文导　黄　准　孟凡喆）

☞ **参考文献**

［1］下肢动脉硬化闭塞症诊治指南［J］.中华普通外科学文献（电子版），2016（1）：1-18.
［2］谷涌泉.中国糖尿病足诊治指南［J］.中国临床医生杂志，2020，48（1）：19-27.
［3］陈志强，谭志健.蔡炳勤外科学术经验集［M］.北京：中国中医药出版社，2012.
［4］王建春，白爽，黄学阳，等.清热解毒法对糖尿病足感染大鼠的影响［J］.广东医学，2015，36（12）：1853-1855.

# 中西医结合治疗手术后复发性臁疮

患者，老年女性。既往高血压、糖尿病病史。

【主诉】双下肢青筋迂曲扩张伴破溃 6 年余，加重 10 余天。

【症见】神清，精神可，久站久行后觉双下肢沉重、坠胀，伴双小腿前侧溃疡，流水清稀，偶有疼痛，行走不适，无发热胸闷，纳眠尚可，大便调，夜尿 3 次。

【查体】双小腿前侧皮肤色素沉着，表面干燥脱屑，可见青筋迂曲扩张，双小腿足踝处皮肤溃疡（右侧 3cm×2cm，左侧 2cm×2cm），双小腿稍肿，远端痛触觉正常。

【辅助检查】双下肢静脉彩超（2020 年 9 月 29 日）：左侧股总静脉、股浅静脉瓣膜功能不全；左侧大隐静脉曲张并瓣膜功能不全；左侧大隐静脉小腿段血栓形成（部分性）。右侧股总静脉、股浅静脉瓣膜功能不全；右侧大隐静脉曲张并瓣膜功能不全；右侧大隐静脉小腿段血栓形成（部分性）。

【诊断】

中医诊断：臁疮（气虚血瘀）。

西医诊断：①下肢静脉曲张伴有溃疡和炎症。

②2 型糖尿病不伴有并发症。

③高血压 3 级（极高危组）。

④冠状动脉粥样硬化性心脏病。

⑤下肢静脉血栓形成。

【诊治经过】

首诊（2020 年 10 月 22 日）

[四诊] 神清，疲倦，偏胖，双下肢青筋迂曲扩张，朝轻暮重，久行久立后沉重、坠胀，双小腿可见皮肤色素沉着，伴小腿前侧溃疡，渗出不多（图 58）。乏力，面部暗斑多，无发热胸闷，纳眠尚可，大便调，夜尿 3 次。舌淡暗、边齿印、苔白微腻（图 59），脉沉细涩。

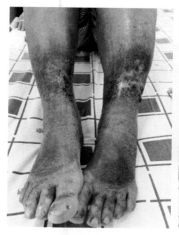 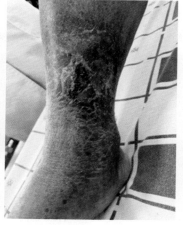 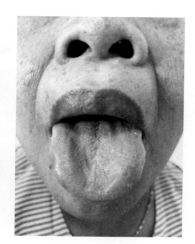

图 58　臁疮　　　　　　　　　　　　　　图 59　舌象

［治疗］

（1）内治

黄芪 30g，知母 10g，当归 10g，玄参 10g，麦冬 10g，牛膝 25g，白芍 10g，赤芍 10g，炙甘草 5g，泽兰 10g，桑螵蛸 10g，泽泻 30g，金樱子肉 15g，防己 10g。

用法：日 1 剂，水煎服 150mL，日 2 次，饭后温服。

禀赋不足或久病正虚，营卫不畅，则见气虚，气虚血瘀，瘀久则经络阻滞，脉道不通，肌肤失养，皮肤晦暗，如若复染毒邪，邪盛正虚，积聚不散，日久而化热，熏蒸肌肤，热盛肉腐，故发臁疮。患者常年劳作，久行、久立，加之形体偏胖，以致筋脉横解，青筋显露，日久致瘀停脉络，肌肤失养，暗沉瘀斑，外加小腿皮肤破损，复染湿毒，蕴毒深沉，久而不愈，发为本病。病程日久，久病耗气，气虚不足推动血行，停而成瘀，瘀阻脉络，而见下肢皮肤色素沉着；既往臁骨部位反复溃疡，疮口再发半月余，符合阴臁疮口难愈、愈后易溃、反复发作的特点；下肢多为湿邪所喜，故可见坠胀沉重、小腿肿胀；乏力，汗出较多，夜尿频，舌淡暗，脉沉细涩，均属一派气虚血瘀之象。四诊合参，本病病位在下肢，病机为气虚血瘀，兼夹湿热蕴毒，病属本虚标实，治以益气活血通络、清热利湿解毒为法，拟顾步汤合芍药甘草汤加减。方中重用黄芪补气；当归养血活血；知母、玄参、麦冬清热生津；牛膝补肝肾、强筋骨、引药下行，重用利水消肿；赤芍、白芍、甘草合用，祛瘀舒筋止痛；泽兰、泽泻、防己活血利水消肿；桑螵蛸、金樱子肉补肾益精缩尿。

（2）外治

①介入治疗：患者既往行静脉剥脱治疗后，症状仍有反复，甚至出现活动性溃疡。入院查下肢彩超示：双下肢静脉瓣膜功能不全，根据 CEAP 分级，患者属 C6 级，宜行手术或硬化注射治疗。排除相关禁忌后，于 2020 年 10 月 23 日行右下肢静脉腔内闭合术＋静脉注射硬化药，术中针对右侧大隐静脉主干行消融，并针对右小腿曲张静脉区域

超声引导下进行泡沫硬化，术后 B 超可见右侧大隐静脉主干闭合良好，曲张静脉泡沫硬化剂填充良好（图 60）。

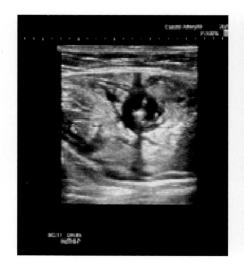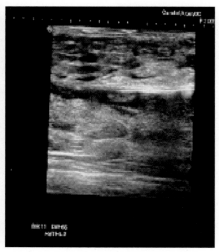

图 60　介入治疗

②穿戴弹力袜：增强腓肠肌收缩力，改善下肢静脉及其瓣膜所受压力，促进静脉回流，降低静脉曲张再发可能。

二诊（2022 年 10 月 26 日）

［四诊］服药 3 剂，介入手术治疗后第 3 天，神清，精神可，右下肢沉重、坠胀感较前缓解，双小腿仍皮肤色素沉着，局部溃疡已经结痂，部分脱落，无明显渗液（图 61）。纳眠尚可，大便调，夜尿次数减少。舌淡暗、苔黄厚腻（图 62），脉沉细涩。

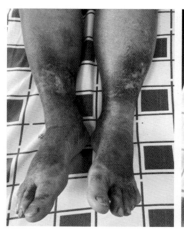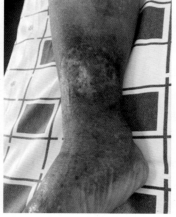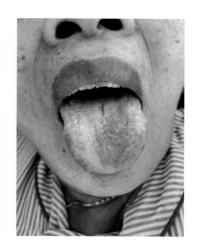

图 61　介入治疗后　　　　　　　　　　图 62　舌象

［治疗］

（1）内治

黄芪 30g，知母 10g，当归 10g，玄参 10g，麦冬 10g，牛膝 25g，白芍 10g，赤芍 10g，炙甘草 5g，泽兰 10g，泽泻 30g，防己 10g，薏苡仁 15g，茯苓 10g，苍术 10g，陈皮 10g。

用法：日 1 剂，水煎服 150mL，早晚各 1 次，饭后温服。

患者介入手术后，下肢症状缓解，夜尿次数减少，舌苔较前变黄厚腻，基本病机仍为气虚血瘀。考虑前方或补益力度稍大，或因近日饮食未控制，而助脾胃痰湿，舌苔增厚，口服中药仍以益气活血化瘀为主，兼以清热利湿化痰。蔡老认为臁疮患者的溃疡临床多见反复不愈、疮面晦暗等特点，为阴证疮疡，应攻补结合，辨证多为气虚血瘀夹湿，治以益气活血祛湿，常拟玉屏风散或防己黄芪汤合芍药甘草汤加减。原方去桑螵蛸、金樱子肉，加薏苡仁、苍术、茯苓、陈皮增大清热利湿化痰之功。

（2）外治

生肌油纱：本院自制生肌油纱外用。

【讨论】

本病属于中医学"筋瘤""臁疮"的范畴，也是临床常见病、多发病。筋瘤或因先天禀赋不足，筋脉薄弱，或过度劳累，或久行久立，耗伤气血，筋脉失养，经脉不闭，气血运行不畅，血壅于下，瘀血阻滞于肌表，日久交错，盘曲成团，类似瘤体之状。臁疮常继发于筋瘤，多因涉水淋雨、遭受寒湿，导致寒凝血脉，瘀滞络道，久生湿热，流注于经络，又复因搔抓、虫咬等诱发，则腐溃成疮，日久难敛。臁疮为因"虚"致"瘀"，再而"腐烂"。以"虚"为本，"瘀""腐"为标，故蔡老认为治疗应明确本虚标实。

本案化腐启动生肌，但单一治疗方法往往不足，须用多种治法综合处理，特别在病变后期，"生肌"已成重中之重，以拔毒解毒减轻局部炎症，促使疮面组织细胞再生；以活血化瘀恢复疮面微循环，促使肉芽组织生长；以补益气血阴阳提高局部免疫功能，改善局部疮面代谢失衡；以生肌敛疮促进疮面收缩，覆盖疮面，最终实现疮面愈合。

（黄　准　刘文导　欧阳育树）

# 内外结合治疗肾虚寒湿型脱疽

患者男性，81 岁。既往冠心病（PCI 术后）、房颤、高血压、脑梗死病史。

**【主诉】**右下肢疼痛 1 月，加重 2 天。

**【症见】**神清，精神可，双下肢肤温低，乏力，右足远端疼痛，久行后加重，休息可缓解，间歇性跛行，跛行距离 1 公里，偶有心悸气短，无发热气促，无胸闷胸痛，纳欠佳，眠可，二便调。

**【查体】**双下肢皮肤干燥，毳毛稀疏，趾甲无明显增厚。右下肢肤温稍低，双侧股动脉及左侧股动脉搏动可，左侧胫后动脉搏动减弱，右侧腘动脉、胫前动脉、胫后动脉及左侧足背动脉未扪及明显搏动。

**【辅助检查】**右下肢动脉彩超（2020 年 10 月 16 日）：右下肢动脉内中膜增厚并多发斑块形成。股浅动脉近段狭窄（＜50%）。股浅动脉中段节段性闭塞伴侧支循环形成。左下肢动脉彩超：左下肢动脉内中膜增厚并多发斑块形成。足背动脉狭窄（＞75%）。胫前动脉节段性闭塞伴侧支循环形成。

双下肢 CTA（2020 年 10 月 23 日）：右侧髂总动脉瘤，并穿透性溃疡形成；左侧髂内动脉瘤；腹主动脉粥样硬化；右侧股浅动脉中段长范围闭塞；左侧胫前动脉长范围闭塞；双侧髂总动脉、双侧髂内外动脉轻度狭窄；右侧股浅动脉上段中 – 重度狭窄；右侧胫前动脉中段、右侧胫后动脉远段轻度狭窄。

**【诊断】**

中医诊断：脱疽（肾虚寒湿）。

西医诊断：①下肢动脉硬化闭塞症。

②冠状动脉粥样硬化性心脏病（PCI 术后）。

③阵发性心房纤颤。

④高血压 3 级（很高危组）。

⑤脑梗死。

**【诊治经过】**

首诊（2020 年 10 月 26 日）

［四诊］神清，精神可，右足不温，畏寒，乏力，右足疼痛，得温则缓，行走后右小腿疼痛加重，休息后可缓解，间歇性跛行。偶有心悸气短，腰膝酸软，纳欠佳，眠可，大便调，夜尿 2 次。舌淡暗、苔黄（图 63），脉沉。双侧趺阳脉搏动减弱。

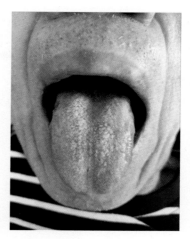

图 63　舌象

［治疗］

（1）内治

独活 10g，桑寄生 15g，当归 10g，川芎 10g，白芍 10g，生地黄 10g，太子参 10g，茯苓 10g，白术 10g，杜仲 10g，牛膝 15g，鸡血藤 10g，秦艽 10g。

用法：日 1 剂，水煎服 150mL，早晚各 1 次，饭后温服。

患者年老，基础病多，久病体虚，肝肾不足，气血虚弱，外加风寒湿侵袭，下肢经脉不通，瘀血阻滞而发本病。久病体虚，气血暗耗，损及肝肾，导致筋脉骨节受损，腰膝疼痛，寒盛于外，则畏寒喜温；气血不足，不能滋养与温煦，则心悸乏力，肤冷；舌淡暗，苔薄白，脉弱或沉，为肝肾气血不足之象。四诊合参，本病病位在下肢，病机为风寒湿侵袭，肝肾不足，经脉痹阻之证，病性属本虚标实，当以标本兼治，治以祛风湿、止痹痛、益气血、补肝肾为主法。方用独活寄生汤加减。

本方中既有健脾益气之"四君"改良：太子参、茯苓、白术，将人参换成太子参，减去甘草；又有补血和血之"四物"改良：当归、川芎、芍药、生地黄。熟地黄换生地黄，并加鸡血藤以柔筋养血。还有滋补肝肾之良将——牛膝、杜仲、桑寄生，和祛风寒湿邪之独活、秦艽。独活善于祛风、寒、湿三邪，其性辛散苦燥，微温能通，往里往下行，善于通气血，散藏在身体内部的伏邪，尤其是风、寒、湿三邪，长于通利关节，是治风湿、麻痹、疼痛之要药。秦艽辛散苦燥，性平，入胃肝胆经，既能祛风湿，又能清湿热，舒筋络而利关节，与独活配伍，擅治筋脉屈伸不利，骨节酸痛。牛膝，性味苦、酸，平，能补肝肾，强筋骨，逐瘀通经，引血下行。杜仲性味甘温，燥而善走，可补益肝肾、强筋壮骨、温肾通阳。牛膝与杜仲，一个入血，一个入气，且均引药下行，配合太子参、当归等补气血药同用，可协同增效。桑寄生，性味苦甘平，归肝肾经，亦有补气温中、补血和血之功，可治筋骨疼痛，擅除风寒湿痹等。诸药合用，共奏祛风湿、止痹痛、益气血、补肝肾之效。

（2）外治

介入治疗：患者入院影像学提示右侧股浅动脉多发狭窄，远段长范围闭塞，考虑下肢动脉硬化闭塞（图 64）。目前已出现间歇性跛行，Rutherford 分级为 2 级，需及时行血管腔内成形再通血管，改善下肢血运。征求家属同意后，于 2020 年 10 月 27 日行右下肢动脉血管腔内成形术，术中开通右侧股浅动脉，造影显示右股浅动脉狭窄处扩张良好，闭塞段再通，造影剂流速可，下肢血运情况得以改善，膝下三条动脉均通畅（图 65）。

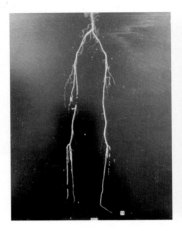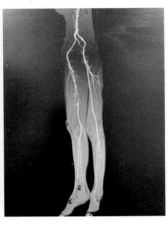

图 64　下肢动脉硬化闭塞

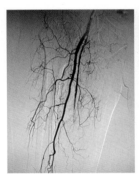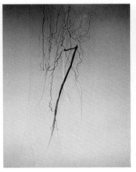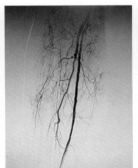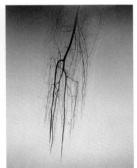

图 65　介入治疗

**二诊**（2020 年 10 月 29 日）

［四诊］患者服药 3 剂，介入术后 2 天，神清，精神可，右足变暖，疼痛缓解，行走较前有力，诉起夜外感风寒，间有咳痰，色白质黏，无心悸气短，无发热恶寒，无口干口苦，纳欠佳，眠可，大便调，夜尿 2 次。舌淡暗、苔黄（图 66），脉沉。

［治疗］

患者外感风寒后出现间有咳痰，色白质黏，加化橘红 10g 燥湿化痰，纳欠佳，加麦芽 15g 健脾开胃，续服3 剂。

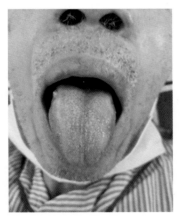

图 66　舌象

**【讨论】**

本案患者，下肢缺血、痹痛为标，肝肾不足，气血虚弱为本，年过八旬，且久病消耗气血，加之久居岭南之地，多湿，复感风寒侵袭，以致症状加重，故治以祛风湿、止痹痛、益气血、补肝肾为法；临床施治还应注意三因制宜，根据时令、地域、个体具体分析，遣方用药。蔡老根据多年治疗脱疽之经验，以独活寄生汤治本，由"内"出发，而介入腔内治疗以"外"出发，开通右下肢股浅动脉、改善血供，亦达中医活血祛瘀之功效，中西医并重、内外结合、标本兼治，疗效快而显著。患者住院一周，症状好转出院。

（黄　准　刘文导　刘　明）

# 养阴清热、介入再通治疗筋疽

患者，老年女性。既往糖尿病、高血压、冠心病病史，口服降糖、降压药物，血糖控制欠佳，血压控制在正常范围。

【主诉】左足反复疼痛伴溃疡 8 月余。

【入院症见】神清，疲倦，双下肢肤温低，左侧远端为甚，左第 1 足趾及足背处疼痛肿胀，足背溃疡，黄褐色渗出，久不愈合，行走疼痛，无发热恶寒，纳眠欠佳，二便调。

【查体】双下肢皮肤干燥，毳毛稀疏，左小腿中下段轻微红肿，左足背皮肤红热，左侧第 1 足趾及第 1 跖趾关节疮面溃烂，大小为 6.5cm×5cm，可见黄色脓液渗出，周围皮肤泛白，左足背可触及波动感，触痛明显，左下肢肤温低，远端为甚；左侧股动脉搏动正常，右侧股动脉及双侧腘动脉搏动减弱，双侧胫后动脉及足背动脉未扪及明显搏动。

【辅助检查】双下肢 CTA（2020 年 9 月 11 日）：右侧股浅动脉中段中度狭窄，左侧股浅动脉下段重度狭窄；右侧胫前动脉近端闭塞，左侧胫前动脉远端闭塞；双侧胫后动脉、腓骨闭塞，临近少许皮支侧支循环形成。腹主动脉下段，左右髂总、髂内外动脉粥样硬化，双侧髂内动脉局部管腔重度狭窄。右侧下肢静脉彩超：右侧股总静脉瓣功能不全；右侧大隐静脉曲张并瓣膜功能不全；右小腿穿通静脉功能不全。左侧下肢静脉彩超：左侧股总静脉瓣膜功能不全；左侧大隐静脉曲张并瓣膜功能不全；左侧大隐静脉小腿段急性血栓形成（小腿中段至远段）。

【诊断】

中医诊断：脱疽（气阴两虚，湿瘀阻络）。

西医诊断：①下肢动脉硬化闭塞症。

②2 型糖尿病足病。

③高血压 3 级（很高危组）。

④冠状动脉粥样硬化性心脏病。

⑤脑梗死。

⑥高脂血症。

**【诊治经过】**

首诊（2020 年 9 月 7 日）

［四诊］神清，疲倦，双足不温，左侧为甚，左足疼痛，夜间尤重，得温则缓，间歇性跛行，足背溃烂，黄水淋沥（图 67）。口干，无口苦，纳眠欠佳，二便调。舌淡、苔黄（图 68），脉沉细。

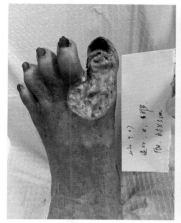 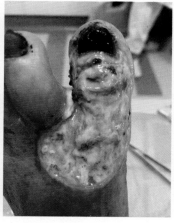 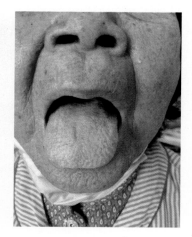

图 67　足背溃烂，黄水淋沥　　　　　　　　图 68　舌象

［治疗］

（1）内治

黄芪 30g，麦冬 10g，知母 10g，石斛 10g，牛膝 25g，生地黄 15g，玄参 15g，毛冬青 30g，赤芍 15g，金银花 30g，田七片 10g。

用法：日 1 剂，水煎服 150mL，早晚各 1 次，饭后温服。

根据患者双下肢末端发凉，间歇性跛行，足趾及足背处疼痛肿胀、溃疡坏死伴明显渗液，中医辨病为脱疽。患者年近九旬，年老体衰，脏腑亏虚，气血不足，气虚无力推动血行，血脉不畅，不通则痛，可见足趾疼痛。《诸病源候论》曰："疽者，五脏不调所生也……故积聚成疽……发于足趾，名曰脱疽。"认为心脾肾功能失司而致正气亏虚为发病之根本。患者平素久患消渴，复加外邪侵袭，经络瘀阻，久而化热，熏蒸肌肤，疮疡溃烂，久不愈合。本虚卫外不固，温煦失司则见双下肢肤温低；疲倦、舌淡、纳差均为脾气虚之象；脉沉细为正气亏虚之证；苔黄为郁而化热之象；口干为瘀热伤阴，津不上乘所致。综上所述，本病为本虚标实、虚实夹杂之证，"正气亏虚"为根本因素，"瘀血内阻"是致病病因，总归为气阴两虚，湿瘀阻络，治宜益气养阴、活血化瘀。因此，蔡老选用顾步汤加减治疗。方中重用黄芪益气；金银花清热解毒；毛冬青清热解毒，活血通脉；麦冬、知母、石斛、生地黄、玄参养阴凉血，清热生津；牛膝补肝肾强筋骨，引药下行，重用利水消肿；赤芍、三七活血化瘀止痛。

（2）外治

①左下肢血管腔内成形术：患者既往糖尿病病史，入院查双下肢 CTA 提示：双侧股浅、胫前、胫后动脉等存在不同程度狭窄、闭塞（图 69）。左下肢溃疡、疼痛，反复不愈，如不及时改善局部血流状况，将直接导致非创伤性截肢等不良后果，因此，具备下肢血管介入手术指征。完善相关检查，并排除手术禁忌证，征得患者及其家属知情同意后，于 2020 年 9 月 15 日行左下肢动脉血管造影 + 腔内成形术（PTA），术中使用 Sterling 球囊于腘动脉上段 – 股浅动脉全程、胫前动脉中上段进行扩张成形，术后复查造影提示：原左侧股浅动脉扩张良好，未见明显残余狭窄，左侧胫前动脉再通，血流速度可（图 70）。

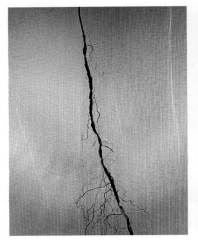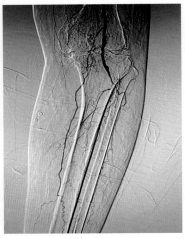

图 69　左下肢动脉粥样硬化闭塞综合征

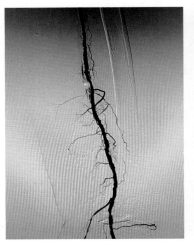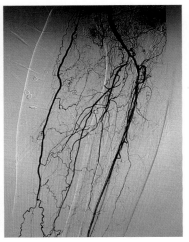

图 70　介入治疗后

②生肌油纱：本院自制生肌油纱外敷疮面，促进疮面愈合。

此外，根据细菌培养及药敏，可针对性使用足量抗生素，缓解疼痛及局部红肿情况。待局部炎症控制后可逐步行局部蚕食清创。

二诊（2020 年 9 月 21 日）

［四诊］左下肢动脉血管腔内成形术后第 6 天，患者已服药 6 剂，神清，疲倦，间有气促，偶兼气喘，以夜间、活动后为甚，端坐呼吸可缓解。近 3 日间断发热，最高体温达 38.4℃，下肢疼痛减轻，左足溃疡渗液减少，远端红肿消退，足背为甚，左第 1 足趾远端瘀黑（图 71）。左侧股动脉、腘动脉搏动可，足背动脉、胫后动脉搏动微弱；右侧股动脉、腘动脉搏动减弱，右侧足背动脉、胫后动脉未扪及明显搏动。纳眠可，二便调，舌质淡、苔白厚（图 72），脉沉细。

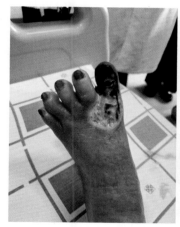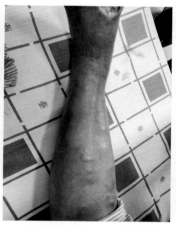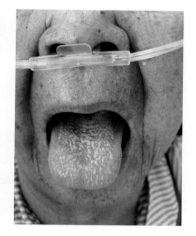

图 71　介入治疗后　　　　　　　图 72　舌象

［治疗］

（1）内治

黄芪 30g，苍术 15g，防风 10g，白芍 15g，赤芍 15g，牛膝 25g，防己 15g，泽泻 30g，赤小豆 30g，益母草 30g，茯苓 15g，泽兰 15g，甘草 5g。

用法：日 1 剂，水煎服，浓煎至 200mL，早晚各 1 次，饭后温服。

本病病机关键在于本虚标实，气血亏虚为本，瘀血内阻为标。患者下肢疼痛减轻，渗液减少，左足远端红肿消退，第 1 趾淤黑，伤口坏死组织边界清晰，肉芽组织鲜红，周边白色上皮生长良好，腐肉逐渐脱落，动脉血供改善。现局部缺血症状缓解，避免了坏死组织向近端蔓延，降低了截肢的风险，为抗感染提供基础条件，可见综合治疗有效。

蔡教授认为，患者久病体虚，加之 PTA 等介入手术为侵入性治疗，易动血耗气，故易加重其本虚症状，更易因虚生瘀、生湿、生痰，使经脉再发郁闭。目前患肢局部瘀血，病灶在下肢，中医学认为下肢多湿，且患者苔白厚，主湿，首诊之苔黄已去，热象已解，致病因素当以瘀、湿为主。故介入术后的病机特点仍为本虚标实，但以本虚为主而兼有实邪。从整体观念的基本理论出发，术后治法当以扶正为主，益气补虚、祛邪为辅，祛瘀除湿，则正气渐胜，有形之邪渐除，诸症自消。方中黄芪、苍术、防风为玉屏风散益气扶正；白芍、赤芍、甘草为芍药甘草汤，活血缓急止痛；益母草、泽兰活血化瘀；牛膝补肝肾，引药下行；加防己、泽泻利湿消肿，赤小豆、茯苓健脾燥湿。

（2）外治

①继续消除局部红肿：蔡教授认为，患肢局部红肿可考虑4个因素：一为术后应激反应，局部再灌注损伤导致患肢红肿，可先予观察。二为急性浅表静脉血栓形成所致，患者基础疾病较多，静脉回流功能较差，目前肿胀程度较静脉血栓肿胀程度更为充盈，不除外术后再灌注加重静脉充盈程度。而术前未完善静脉血管彩超检查，故无法辨别静脉血栓是否术后引起，提示血管病术前应常规检查动静脉彩超，在治疗方面继续低分子肝素抗凝，警惕血栓栓塞，考虑患者目前肺部感染及心衰症状仍然存在，待一般情况稳定后再予介入及血管专科进一步处理。三为低蛋白血症引起下肢低蛋白性浮肿，可予补充白蛋白对症处理。四为局部感染所致，仍以抗生素抗感染治疗。

②待红肿局限后行局部清创：蔡教授认为，清创需把握时机，其先决条件当辨肿与不肿，若局部肿胀则不可以清创，当待局部炎症消除，红肿局限后方可清创。清创方式上，中医学认为，局部缺血病灶的清创当以"蚕食"清创为要，不可一次清创。清创遵循3个原则，即先易后难、由远到近、由软到硬。故应先一点一点清除已分离的坏死组织，待好坏组织局限分离后再行二次清创；先清除远端病灶，再清除近端病灶；先清除局部皮肤、肌肉、软组织病灶，再清除骨头、肌腱病灶。

【讨论】

下肢动脉硬化闭塞症是一种由于大、中动脉硬化，内膜出现斑块，从而引发下肢动脉狭窄、闭塞而导致病变肢体慢性缺血改变的动脉硬化性疾病，临床表现以间歇性跛行，下肢皮温降低、麻木、静息痛，甚或肢端溃疡、坏死为主[1]。本病多发于老年人，具有病程长、病势重、并发症多、预后差、死亡率较高等特点。目前本病的病因和发病机制尚未明确，但吸烟、糖尿病、高血压、高脂血症、肥胖等是其发病的危险因素[2]。临床常用的治疗方式有纠正心血管危险因素、运动康复、抗血小板、抗凝、溶栓药物、腔内治疗、传统手术等[3]，均可一定程度地延缓疾病的进展，但疗效仍有欠缺。

蔡老认为，对于该类患者应中西医并重，以急则治其标、缓则治其本，标本兼治为原则。目前中医药联合血管介入防治ASO的研究持续升温，在整体观念和辨证论治思想的指导下，中医药可对不同分期、不同治疗阶段的ASO进行协同干预，在缓解临床症状、改善长期预后、减轻不良反应、提高生存质量等方面发挥积极作用[4]。血管介入手术可将患者足部的重要动脉全部开通，快速恢复局部血流[5]，且作为微创治疗，避免了心脑血管疾病较高的风险[6]，住院周期短且易于重复进行[7]，优势明显。两者结合既能促使闭塞动脉开通，也能增加缺血肢体功能，减轻介入手术后的缺血再灌注损伤，对下肢动脉硬化闭塞症的治疗安全、快速、有效。

（黄　准　刘文导　朱晓峰）

☞ **参考文献**

［1］中华医学会外科学分会血管外科学组.下肢动脉硬化闭塞症诊治指南［J］.中华普通外科学文献（电子版），2016，10（1）：1-18.

［2］李继军，荣雅琪.中医药治疗下肢动脉硬化闭塞症的临床研究进展［J］.国际中医中药杂志，2020（2）：192-193.

［3］崔向武，刘洁，何婷婷，等.中医治疗下肢动脉硬化闭塞症研究进展［J］.广西医学，2019，41（23）：3045-3048.

［4］黄浪浪，徐驷，刘中勇.下肢动脉硬化闭塞症的中西医研究进展［J］.江西中医药大学学报，2018，30（5）：121-124.

［5］Biancari F，Juvonen T. Angiosome-targeted lower limb revascularization for ischemic foot wounds：systematic review and meta-analysis［J］. Eur J Vasc Endovasc Surg，2014，47（5）：517-522.

［6］Baril D T，Chaer R A，Rhee R Y，et al. Endovascular interventions for TASC II D femoropopliteal lesions［J］. J Vasc Surg，2010，51（6）：1406-1412.

［7］Sixt S，Krankenberg H，Möhrle C，et al. Endovascular treatment for extensive aortoiliac artery reconstruction：a single-center experience based on 1712 interventions［J］. J Endovasc Ther，2013，20（1）：64-73.

# 中医辨治肾动脉狭窄围手术期湿疹

患者，男性，63 岁。

【主诉】发现全身多形皮疹伴瘙痒 1 月，加重 3 天。

【一般资料】全身多形皮疹伴瘙痒收入我院皮肤科，入院体检发现双肾动脉重度狭窄，遂于 2020 年 6 月 10 日转入血管介入科住院治疗。

【症见】神清，疲倦，颜面、躯干、四肢多发丘疹，对称分布，全身散在抓痕、血痂，瘙痒剧烈，无发热头痛、腹胀腹痛等不适，口干，无口苦，纳可，眠差，小便少，大便每 3 日 1 次。

【查体】颜面、躯干、四肢多发粟米及绿豆大小不等红色丘疹，肩背部、前胸、双侧大腿皮疹融合成片，边界欠清，表面粗糙，上覆少许鳞屑，双小腿前侧可见大片水肿性红斑，红斑上散在丘疹，边界欠清，上覆白色鳞屑；全身散在抓痕、血痂，皮疹呈对称分布。

【诊断】

中医诊断：①湿疮（湿热兼风）。

②血痹（湿瘀阻络）。

西医诊断：①湿疹。

②腹主动脉瘤。

③高血压 3 级（很高危组）。

④2 型糖尿病不伴有并发症。

⑤肾动脉狭窄（双侧开口重度狭窄）。

⑥手术史（腹主动脉瘤腔内修补术 + 左髂动脉腔内栓塞术 + 腹主动脉造影）。

【诊治经过】

首诊（2020 年 6 月 11 日）

［四诊］神清，乏力，遍身生疮，形如粟米，疹出色红，肩背、前胸、双侧大腿散

发云片状斑点，上覆白色鳞屑，双小腿胫前遍布大片水肿性红斑，全身奇痒无度，日轻夜甚，抓破处渗出津水，浸淫成片，或已成血痂，面红，身热，汗少，口干欲饮，难入眠，纳欠佳，小便黄少，大便干结。舌暗红、苔黄腻（图 73），脉滑数。

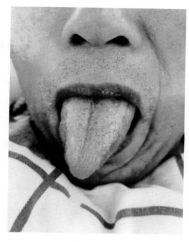

图 73　舌象

［治疗］

（1）内治

荆芥穗 10g，防风 10g，蝉蜕 5g，牛蒡子 10g，苍术 10g，苦参 10g，全蝎 10g，生石膏 30g（先煎），知母 10g，滑石 30g（先煎），车前子 15g，徐长卿 30g，地肤子 15g，生地黄 15g，紫草 15g，当归 10g，赤芍 10g，金银花 15g，仙鹤草 30g。

用法：日 1 剂，用水 600mL 浓煎至 200mL，早晚各 1 次，饭后服用。

患者禀赋不耐，体弱多病，又外感风、湿、热邪，无力抗争，浸淫肌肤发为本病。内不得疏泄，外不得透达，郁于肌肤腠理之间，故见皮肤瘙痒不绝、疹出色红或抓破处津水流溢等表现；身热、汗少、口干、大便干结，乃邪热内蕴，耗伤津液之象；湿热困脾，日久脾运化失常，故纳不佳；舌暗红，苔黄腻，脉滑数为湿热兼风之征。中医辨证主张急则治标，缓则治本为法，患者肾动脉狭窄诊断明确，拟行手术处理，口服中药以辨治湿疹为先，为下一步手术治疗，减少手术并发症创造条件，故拟养血祛风、清热利湿止痒为法，以消风散加减化裁。消风散出自《外科正宗》，是治疗风疹的名方。痒自风而来，止痒必先疏风，故方中用荆芥、防风、蝉蜕、牛蒡子以辛散透达，取"治上焦如羽，非轻不举"之意，疏风散邪，透邪外出，使风去则痒止；苍术芳香燥湿，苦参苦寒清热燥湿，两药合用专为湿邪而设；患者瘙痒难耐，风湿之邪偏盛，加全蝎以息风止痒，除湿解毒；石膏、知母清热泻火力专；滑石、车前子清热利湿，使热自小便出；徐长卿祛风化湿止痒，配伍地肤子清肌腠之湿热，祛风止痒；舌暗红，为血分热重之征，"治风先治血，血行风自灭"，加紫草、生地黄、当归等养血活血药起到固护血脉之效，兼赤芍以凉血祛瘀，辅以金银花、仙鹤草疏风解毒。本方养血、活血、凉血药较多，因患者有腹主动脉成形术史及肾动脉狭窄等血瘀情况而设。

（2）外治

①中药外洗：大黄 30g，乌梅 30g，五倍子 30g，鸭脚艾 30g，紫苏叶 30g，徐长卿 30g。

用法：日 1 剂，煎水淋洗患处，每晚洗 1 次。

中医外科重视外治，皮肤病病位在体表，外用药直达病所，药效透达，外治尤其重要。本方取大黄通腑泄热，凉血解毒；乌梅、五倍子敛疮消痈；鸭脚艾为岭南中草药，具有活血散瘀、理气化湿之效；紫苏叶外洗可散热止痒，收敛除湿；徐长卿祛风止痒，止痛除湿，内服外洗均有化湿止痒之功。通过中药内服与外洗合用的方法，共奏疏风散邪、清热凉血、祛湿化瘀之功。

②介入治疗：依据患者病症、既往病史，综合考量，检查提示双肾动脉开口处严重狭窄，不排除肾功能较差，造成少尿，内生毒素难以排出体外，从而诱发皮肤瘙痒可能[1]。2014 年发布的美国肾动脉支架置入术专家共识[2]再次强调了血液动力学意义，同时提出更有可能从肾动脉支架置入中获益的患者包括粥样硬化性缺血性肾病、肌酐清除率< 45mL/min，或无法解释的全肾缺血（孤立肾的单侧肾动脉重度狭窄或双侧肾动脉重度狭窄）等患者。本患者 CTA 检查右肾动脉重度狭窄，手术指征明确，于 2020 年 6 月 11 日行右肾动脉血管腔内成形术，术中植入肾动脉支架一枚，术后监测患者生命体征，未出现皮肤瘙痒症状加重反应，术后恢复可（图 74）。

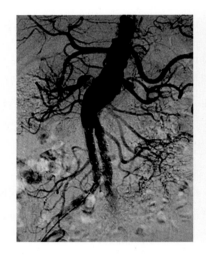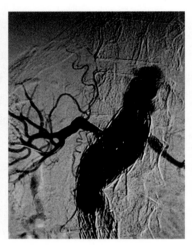

图 74　介入治疗前后对比

二诊（2020 年 6 月 15 日）

［四诊］

神清，乏力，疮疹较前减少，破损处津水消减，仍有瘙痒，面色如常，身热改善，无汗，纳渐差，二便调，余症同前。舌红、苔黄（图 75），脉滑数。

［治疗］

（1）内治

荆芥穗 10g，防风 10g，蝉蜕 5g，牛蒡子 10g，苍术 10g，苦参 10g，生石膏 30g，知母 10g，滑石 30g，车前子 15g，徐长卿 30g，神曲 10g，地肤子 15g，生地黄 15g，紫草 15g，当归 10g，赤芍 10g，仙鹤草 15g，黄芪 30g。

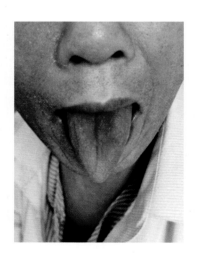

图 75　舌象

用法：日 1 剂，用水 600mL，浓煎至 200mL，早晚各 1 次，饭后温服。

患者服药 4 天后皮肤症状好转，原方奏效，四诊合参，患者湿热之象较前减轻，去金银花，仙鹤草药量减半。患者仍瘙痒难耐，审慎思之，全蝎一药为虫类药，平人之用常有过敏之象，考虑患者体质不耐，故而去之；湿热困脾，日久脾运化失常，可并发气虚、脾虚之象，患者乏力、纳渐差，脾胃既虚，又因使用苦参、生地黄、石膏等大寒滑泻之药碍胃气，加神曲以运脾护胃，增黄芪以益气固表、健脾祛湿、祛邪外出。

（2）外治

外洗方药：同前。

【讨论】

瘙痒是慢性肾脏病患者最具有特征性的临床症状之一，治疗以缓解症状为主[3]，因患者肾功能不全，慎用肾毒性抗过敏药物。湿疹是中医外科常见病，病证常见对称分布的局部皮损，多形损害包括红斑、丘疹、水疱、破溃、结痂、鳞屑、肥厚等，瘙痒剧烈，伴有渗出倾向，反复发作，迁延不愈，易成慢性[3]。该患者因"全身多形皮疹伴瘙痒 1 月，加重 3 天"入院，为典型湿疹表现。在湿疹治疗上，主张诸法合用，注重祛除风、湿、热三邪，又因患者有腹主动脉瘤及肾动脉狭窄手术史，加重养血、凉血、活血药的应用。本例患者考虑右肾动脉狭窄导致右肾功能不全亦可诱发皮肤瘙痒症状，而介入腔内治疗快速有效解决肾动脉狭窄问题，对右肾也有活血之功。

（黄　准　刘文导　陈捷晗）

☞　参考文献

［1］葛俭俭，陈利群. 尿毒症性皮肤瘙痒症治疗的研究进展［J］.实用中西医结合临床, 2019, 19（2）：179-182.

［2］Parikh SA，Shishehbor MH，Gray BH，et al. SCAI expert consensus statement for renal artery stenting appropriate use［J］. Catheter Cardiovasc Interv，2014，84：1163-1171.

［3］王锦慧，沈煜宸，曹毅. 中医辨证治疗慢性湿疮［J］.浙江中西医结合杂志, 2020, 30（4）：344-348.

# 介入、中药、清创三联法辨治脱疽

患者杨某，老年男性。既往高血压、冠心病、脑血管病病史。

【主诉】双下肢反复疼痛伴足趾瘀黑肿痛1月余。

【症见】神清，疲倦，双下肢疼痛，久行后痛重，间歇性跛行，夜间畏寒疼痛，足趾瘀黑、麻木，右足第5趾远端破溃，渗出不多，无头痛发热等不适，纳眠欠佳，二便调。

【查体】右足第5趾破溃，右足第1、2、4趾尖发绀，左足第1、2、3趾尖发绀，右小腿以下肤温凉，双侧股动脉搏动微弱，双侧腘动脉、足背动脉及胫后动脉未扪及明显搏动。

【辅助检查】下肢动脉彩超（2020年11月4日）：右下肢动脉内中膜增厚并多发斑块形成。右下肢动脉狭窄（最窄处位于股总动脉远段及胫前动脉中上段，＞75%）。左下肢动脉内中膜增厚并多发斑块形成，左下肢胫前动脉中下段狭窄（＞75%）。双下肢CTA（2020年11月16日）：腹主动脉下段粥样硬化，并腹壁血栓形成；双侧髂总动脉局部增宽，未见明显显影，考虑动脉瘤并管腔闭塞；双侧股动脉及腘动脉管腔无明显狭窄；双侧胫前动脉、胫后动脉局部管壁钙化，远段局部管腔轻中度狭窄；双侧腓动脉未见局限性狭窄。

【诊断】

中医诊断：脱疽（气阴两虚血瘀）。

西医诊断：①下肢动脉硬化闭塞症。

②冠状动脉粥样硬化性心脏病（三支病变，LAD、LCX–PCI术）。

③心力衰竭。

④高血压3级（很高危组）。

⑤脑动脉狭窄（双侧大脑中、左侧大脑后，左椎动脉）。

【诊治经过】

首诊（2020年11月17日）

［四诊］神清，疲倦，双下肢肤温低，疼痛，前半夜为甚，后半夜好转，得温痛

减，不能久行，足趾淤黑，右足第 5 趾破溃伴有疼痛麻木，无渗液，右足第 1、2、4 趾尖发绀、左足第 1、2、3 趾尖发绀，双侧股动脉搏动减弱（图 76）。口干，无口苦，纳眠欠佳，二便调。趺阳脉消失，舌质淡、苔白（图 77），脉沉细。

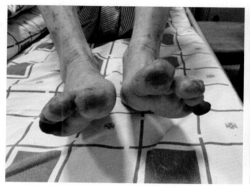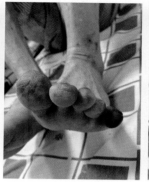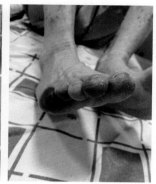

图 76　足尖发绀

（1）内治

黄芪 30g，知母 10g，桂枝 10g，白芍 10g，赤芍 10g，生姜 10g，大枣 10g，甘草 10g，当归 10g。

用法：日 1 剂，水煎服，浓煎至 200mL，早晚各 1 次，饭后温服。

患者年近七旬，年老体衰，脏腑亏虚，气血虚弱，内不能壮养脏腑，外不能充养四肢，阳气不足，不能温养四肢，复受寒湿，则气血凝滞，寒凝血瘀，经络阻塞，不通则痛。四肢末端失于濡养，则皮肉枯槁，坏死脱落。清代陈士铎《辨证录》曰："惟气血大亏，不能遍行夫经络，而火毒恶邪乃固结于骨节之际；脚疽之生，正气血之亏，不能周到之故。"认为正气亏虚为发病之根本，气虚无力行血，瘀血阻滞，脉道不通。

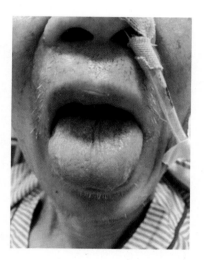

图 77　舌象

周围血管病的基本病因为"因虚致瘀"，气虚血瘀为脱疽病的基本病机。气为血之帅，气虚无力推动血行，致局部失于濡养，故见右足破溃；气司温煦，气虚则温煦功能失司，可见双足远端发凉；病久阴血亏虚，肢末筋骨无以供养，而致趾端紫黑；气虚血脉瘀滞，不通则痛，则见双足疼痛；前半夜为阴中之阴，邪气较甚，故而疼痛明显，后半夜为阴中之阳，正气得阳气相助，邪气消退，故而疼痛缓解；疲倦、舌淡、苔白、纳差均为脾气虚之象；脉沉为正气亏虚，脉细为血脉阻滞之象；口干为病久伤阴，津不上乘之象。

综上所述，本病为本虚标实、虚实夹杂之证，气阴两虚为发病之本，瘀血内阻是发病之标。治宜益气养阴、活血化瘀。《素问·调经论》云："寒毒留，则血凝泣，凝则脉不通。"精血同源，互为资生，阴虚必然津亏液少，不能充盈脉络，血液涩滞不畅，而致瘀血内停。因此，选用张仲景《金匮要略》之黄芪桂枝五物汤加减治疗。黄芪桂枝五物汤出自东汉张仲景所著的《金匮要略》，该方由黄芪、芍药、桂枝、生姜、大枣组成，具有益气和血、温经通痹的疗效，为温里剂。《疡科心得集》曰："脱疽者，足指生疔，重者溃而紫黑，不疼不痒，久则脱去其节，故名之。"与下肢动脉硬化闭塞症之脱疽病机基本一致。黄芪甘、温，归肺、脾经，具有补气固表、托疮生肌之功，《本草逢源》载"黄芪能补五脏诸虚"，有"补气诸药之最""补气之圣药"的美称，故以重用黄芪为君，补益卫气。《灵枢·本脏》曰："卫气者，所以温分肉、充皮肤、肥腠理、司开合者也。"以黄芪固卫，可以很好地加快恢复患肢血运。桂枝性温，入气分，味辛甘，《素问·至真要大论》说："辛甘发散为阳。"其散风寒而温经通痹，与黄芪配伍，益气温阳，和血通经。桂枝得黄芪益气而振奋卫阳；黄芪得桂枝，固表而不致留邪。《本草经解》认为"芍药气平，味苦，无毒，主邪气腹痛，除血痹，赤者破血"，养血和营而通血痹，与桂枝合用，调营卫而和表里，两药为臣。赤芍功擅散邪行血，破积泄降，《本草纲目》言："赤芍药散邪，能行血中之滞。"故以赤芍活血通络，行滞消瘀。《滇南本草》中认为当归其性走而不守，引血归经，入补气药中则补气，入补血药中则补血，佐黄芪益气生血，同芍药养血和营。知母辛寒，沉而降，阴也，以泻阴虚之火。生姜辛温，疏散风邪，以助桂枝之力。大枣甘温，养血益气，以资黄芪、芍药之功；与生姜为伍，又能和营卫。甘草气平味甘，调和诸药。

（2）外治

①双下肢动脉血管腔内成形术：完善相关检查，排除手术禁忌证，征得患者及其家属知情同意后，于 2020 年 11 月 18 日行下肢动脉血管腔内成形术，术中球囊扩张双侧髂动脉后，植入血管支架以开通双侧髂动脉，复查造影可见双侧髂动脉、股动脉血流通畅，血运明显改善（图 78）。

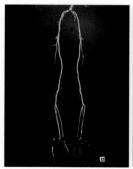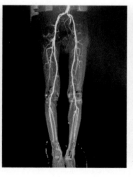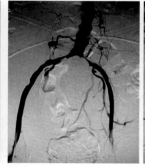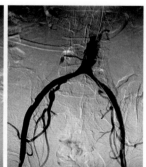

图 78　成形术前后对比

②中药熏洗治疗：蔡氏渴疽洗方加毛冬青 30g，水煎后配温水熏洗患肢，每日 2 次。

二诊（2020 年 11 月 24 日）

[四诊] 治疗 7 天，双下肢肤温高，疼痛缓解，右足第 5 趾破溃，右足第 1、2、4 趾尖，左足第 1、2、3 趾尖颜色较前红润，未见明显发绀（图 79）。舌质淡红、苔少（图 80），脉沉细。症状明显改善出院。

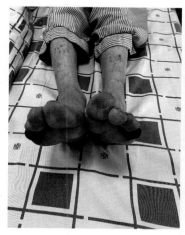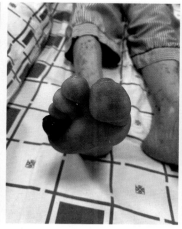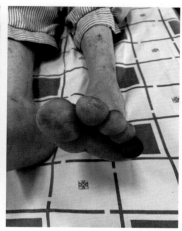

图 79　术后症状缓解

【讨论】

本例患者以双下肢疼痛，双足足趾发绀伴右足第 5 趾破溃疼痛为主症，诊断明确。脱疽病机复杂，病因多样，内外相合，外感寒湿毒邪，兼有脏腑功能失调，才致邪毒痰瘀，凝滞脉络，其基本病机为气血凝滞，脉络阻塞，肢节失养[1]。本病为本虚标实、虚实夹杂之证，气阴两虚血瘀为其病机。治宜益气养阴、活血化瘀。对于此类患者，应注重中西医结合治疗。患者下肢缺血疼痛，足趾溃疡坏死明显，急则治其标，缓则治其本，介入治疗依靠先进的设备、器材，快速有效开通血管，改善血流，能在短期内再通血管，快速减轻症状，缺点是远期通畅率低，而在 ASO 术前术后应用中医药能明显降低手术并发症的发生风险，提高远期通畅率[2]。中药

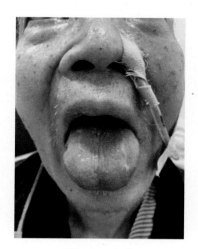

图 80　舌象

内服由"本"出发，以补气、滋阴、活血、祛瘀，攻补兼施，对于围手术期患者可达消瘀而不伤正的目的；结合熏洗患足，拔腐祛瘀、敛疮生肌，并通过温热效应加速局部组织的血液循环。介入、中药内服、外洗三联法展现了中西医结合治疗周围血管病

的优势。该患者住院 8 天，症状明显缓解出院，大大缩短了中医传统治疗时间，疗效确切而显著。

（黄　准　刘文导　李锦伟）

☞ **参考文献**

[1] 李满意，刘红艳，陈传榜，等.脱疽的源流及历史文献复习 [J].风湿病与关节炎,2019,8（12）: 53-57.

[2] 陈玲婷，王苈，彭飞，等.下肢动脉硬化性闭塞症发病机制的研究进展 [J].心理月刊, 2018（12）: 111.

# 中医辨治孤立性腹腔干夹层

患者易某，55 岁，男性。

【主诉】突发腹痛 6 天。

【症见】神清，疲倦，上腹部及腰背部隐痛，夜间为重，无腹痛腹泻，无恶心呕吐，无胸闷心悸，无发热头痛，纳眠可，大便干结，小便调。

【查体】腹软，无膨隆，上腹部压痛（＋），无反跳痛，肝界不大，肝脾区叩痛（－），双肾区无叩痛，肠鸣音 4～5 次 / 分。

【辅助检查】CTA（2020 年 9 月 4 日）：腹腔干、肝总动脉、肝固有动脉、脾动脉管壁增厚、毛糙，管腔重度狭窄，考虑壁间血肿，并腹腔干穿透性溃疡、局限性夹层形成。

【诊断】

中医诊断：腹痛（气虚血瘀）。

西医诊断：①腹腔动脉夹层动脉瘤。

②肝囊肿。

③副脾。

④单纯性肾囊肿（左肾）。

⑤肺占位性病变（右上肺磨玻璃结节）。

【诊治经过】

首诊（2020 年 9 月 3 日）

［四诊］神清，疲倦，上腹部隐痛，夜间为甚，伴腰背部酸痛，痛有定处，纳眠欠佳，小便可，大便干结，平素怕冷，过食生冷蔬果易腹泻。舌暗红，苔薄黄腻，脉弦滑（图 81）。

［治疗］

（1）内治

桃仁 10g，牡丹皮 10g，大黄 5g，当归 10g，赤芍

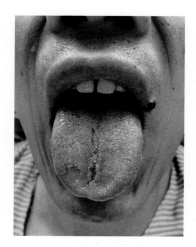

图 81　舌象

15g，白芍 15g，甘草 5g，牛膝 25g，黄芪 30g，知母 10g，水蛭 5g。

用法：日 1 剂，水煎服，浓煎至 200mL，早晚各 1 次，饭后温服。

患者突发上腹部疼痛，痛处固定，中医辨病为腹痛。《症因脉治·腹痛论》曰："痛在胃之下，脐之四旁，毛际之上，名曰腹痛。"患者素体虚弱，长居岭南，喜食肥甘，损伤脾胃，脾虚运化无力，虚寒中生，聚湿成痰，痰湿内生，阻碍脏腑气机。气滞日久，气为血帅，血行不畅，瘀血内生。痰瘀互结，经脉痹阻，聚而成团，发为腹痛。

疲倦、隐痛乃气虚之象；上腹疼痛，痛处固定，乃瘀血内阻，不通则痛之象；舌质暗红亦为瘀血之征；夜间痛甚乃邪入血分，血属阴，夜亦属阴，两阴合，病乃作；痛连腰背为久病及肾之象；苔薄黄而见热象。综上所述，本病为本虚标实，虚实夹杂之证，病机为气阴两虚，痰瘀热互结。《医学真传》曰："夫通则不痛，理也，但通之之法，各有不同。调气以和血，调血以和气，通也……虚者，助之使通，寒者，温之使通，无非通之之法也。若必以下泻为通，则妄矣。"故当结合审证求因，标本兼治。患者近日大便干结，今日未解，腑气不通，"急当治其标"，当以活血化瘀、泄下瘀热为法，方选桃核承气汤加减。桃核承气汤出自汉代张仲景所著《伤寒论》第 106 条："太阳病不解，热结膀胱，其人如狂，血自下，下者愈。其外不解者，尚未可攻，当先解其外，外解已，但少腹急结者，乃可攻之，宜桃核承气汤。"该方由桃仁、大黄、桂枝、芒硝、甘草组成，是辨治瘀热证的代表方，后世医家紧紧抓住瘀热互结之病机，临证发挥，其应用已不仅限于下焦蓄血证。本剂组方由桃核承气汤化裁而来，方中桃仁破血逐瘀。大黄荡涤热邪。虽有大便干结，但病机关键在于蓄血而非腑实，腹部触之亦平坦柔软，故去原方润燥软坚之芒硝，另加牡丹皮增强活血化瘀之力。当归养血活血，顾护营血。白芍敛阴益营，柔肝止痛。赤芍散邪行血，破积泄降。在原方基础上加黄芪，增强补气温通之功。去桂枝，减少温经燥热之力。腹痛日久，"久病久痛入络"，非血肉有情、攻钻走窜之品不可破，故取水蛭搜剔络中瘀血，推陈致新。用知母以养阴清热除烦，牛膝引药下行。《本草思辨录》言："黄芪与牛膝皆言利阴气。牛膝利阴气，是下利其阴气。黄芪利阴气，是从阴中曳阳而上而阴以利。牛膝有降无升，然则黄芪先自下而上，又自上而下。"黄芪、牛膝二药相合，一升一降，调理气机；且牛膝引血、药下行，瘀热从下而出，腹痛自减。加之甘草调和诸药。众药相合，泄其瘀而清其热，共启活血化瘀、泄下瘀热之功。

（2）外治

中药热奄包疗法：以吴茱萸为主要成分，其具有温中理气、降逆止呕、温中燥湿、助阳升发之功。热敷时选取腹部痛处，其周围亦有中脘、天枢、关元、气海等穴位。

多数学者[1-3]建议对目前无夹层破裂及器官缺血风险的患者，先行止痛、抗凝、抗血小板、控制血压和解除血管痉挛等保守治疗。蔡老表示，目前患者一般情况稳定，治疗方案可暂以抗凝、护胃及对症治疗，并以中医内外治结合为主，关注患者腹痛变化情况，保持大便通畅，避免用力增加腹腔压力以加大夹层破裂风险。若腹部疼痛症状较前加重，则需进一步评估，介入或外科积极参与。

二诊（2020 年 9 月 7 日）

［四诊］患者服用首诊中药 2 剂后，腹痛明显缓解，存方续服至今，现患者神清，精神可，上腹部及腰背部无明显疼痛，夜间手足心热，口干，纳可，眠一般，小便可，大便通畅，质稀烂。舌暗红、苔黄微腻（图 82），脉弦滑，重按无力。血压控制可。

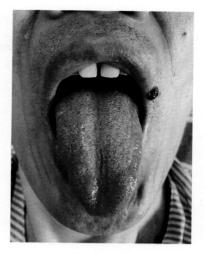

图 82　舌象

［治疗］

内治

黄芪 30g，当归 10g，川芎 10g，桂枝 10g，生姜 10g，白芍 15g，赤芍 15g，泽兰 10g，牛膝 25g。

用法：日 1 剂，水煎服，浓煎至 200mL，分早晚两次，饭后温服。

患者瘀热去半，气血渐畅，疼痛自止，应中病即止，不可过用，避免伤阴耗气太过。患者大便稀烂，为脾胃虚寒、寒湿内盛之象；口干为阴虚、津不上乘之象；脉重按无力为虚证见症。综合上述辨证仍为本虚标实之证，病机为气虚血瘀，而以本虚为主，治以益气活血为法。气得温则行，要灵活运用温通之法治疗，借温药能动能通之力，收通则不痛之效，标本兼治，扶正祛邪。故于原方基础上去破血化瘀之水蛭、桃仁，去泄下瘀热之大黄、知母，加活血通经、利水消肿之泽兰，温阳通气之桂枝，行气活血养血之川芎等药。诸药相合，共奏益气补血、活血利湿之功。

【讨论】

孤立性腹腔干夹层（isolated dissection of the celiac artery，IDCA）指不伴主动脉夹层单独发生于腹腔干及其分支的病变，属临床罕见病[4]。IDCA 临床表现常无显著特异性，可伴或不伴有临床症状，其轻重主要取决于夹层累及部位、有无继发夹层破裂或腹腔脏器缺血坏死[5]。典型 IDCA 症状为突发的上腹部、季肋部疼痛，疼痛可向腰背部或肩部放射，可伴恶心、呕吐等[6]，故多属于中医学"腹痛"范畴。本例患者以"突发腹痛 6 天"为主诉，主症见上腹部疼痛及腰背部疼痛，无恶心呕吐、腹痛腹泻等。

西医学认为，IDCA 的发生机制尚不清楚，而吸烟、高血压、动脉粥样硬化、腹部手术或创伤史、肌纤维发育不良、结缔组织病、感染和血管炎等则为 IDCA 形成的高危因素[7, 8]。本例患者虽无高血压、糖尿病等病史，但影像学提示动脉重度狭窄并附壁血栓形成，考虑动脉粥样硬化为发病主要原因。

IDCA 诊断主要依赖于影像学检查，主动脉 CTA 能清晰显示撕裂的内膜片、夹层范围、真假腔形态，具备图像清晰可靠、定位定性准确、图像后处理功能强大、创伤较小等优点[9]，已成为诊断及随诊的首选方法[10]。本例患者以急性腹痛入院，放射到腰背部，上腹部压痛（+），余腹部查体未见异常，完善相关检查后可排除急性心梗、胰腺炎、胆囊炎等疾病。入院后完善 CTA 提示：腹腔干、肝总动脉、肝固有动脉、脾动脉管壁增厚、毛糙，管腔重度狭窄，考虑壁间血肿，并腹腔干穿透性溃疡、局限性夹层形成。结论与外院上腹部增强 CT 及 MR 基本一致，可确诊为自发性孤立性腹腔干动脉夹层。IDCA 患者无典型症状，动脉破裂是其最严重的并发症。患者病情轻重不一，从无症状到产生破裂出血死亡，极易漏诊、误诊，容易引起医疗纠纷。建议临床胸背部和腹部疼痛症状患者，其症状体征不相符时，积极行血管相关超声和血管 CTA 检查，做到血管疾病早诊断、早治疗，防止夹层破裂和组织器官坏死等并发症，可获得满意预后。

关于 IDCA 治疗，目前尚缺乏权威性指导意见，主要治疗方法有保守治疗、腔内介入治疗及外科手术治疗。多数学者建议对目前无夹层破裂及器官缺血风险的患者，先行止痛、抗凝、抗血小板、控制血压和解除血管痉挛等保守治疗。他们认为，与肠系膜上动脉夹层不同，IDCA 患者肝、脾、胃等远处脏器均有丰富的侧支循环，不易发生脏器坏死，继续保守治疗可取得较理想治疗效果，但若患者症状呈持续性，保守治疗后症状无明显改善甚至加重，或影像学检查发现假性动脉瘤，且破裂风险高（假性动脉瘤直径 ≥ 2.0cm）时，应行腔内介入治疗。腔内介入治疗具有微创、缩短住院时间、缩短术后抗凝药的使用时间等优点，其治疗目的在于：①消除瘤腔或者破口，防止夹层破裂；②血管塑形，减少管腔狭窄，缓解脏器缺血等。若患者出现夹层动脉瘤破裂或者肠道、脏器缺血坏死等严重并发症时应及时行外科手术治疗。本例患者既往无吸烟、高血压、冠心病等危险因素，入院查凝血功能等尚可，疼痛可忍，可先选择保守治疗。治疗上，西医方面，先后予软食、护胃、抗凝及补液支持等保守治疗，同时避免血压过高，可有效阻止夹层继续进展，减少动脉血栓形成，避免管腔进一步狭窄、堵塞，缓解脏器缺血。

中医方面，辨证属本虚标实，病机为气阴两虚，痰瘀热互结，中医治疗以整体观念、辨证论治为基础，急则治其标，以活血化瘀、泄下瘀热为法，予以桃核承气汤加减。患者腹痛性质为隐痛，平素冬日怕冷乃虚寒之象，气得温则行，得寒则凝，故当以温通为法。中西医结合治疗，服药 2 剂，入院后 72 小时腹部及腰背部疼痛显著减轻；9月 7 日二诊时减少活血化瘀力度，以益气养血为主法，巩固疗效，配合中药热敷等中医传统疗法外用以调节脏腑功能，治疗根据腹痛部位寻经选穴，中西医结合保守治疗 1周，腹部症状完全缓解后出院，院外继续续方服药 1 周。电话随访 1 个月，患者未再出现腹部及腰背部疼痛。

本例患者虽未行介入干预措施，但中医药治疗过程，先行 CTA 检查，明确孤立性腹腔干夹层的病变，对预防动脉破裂并发症的发生有重要意义。

（ 黄 准　刘文导　刘明 ）

☞ **参考文献**

［1］Li Q，Cheng L，Tu J，et al. Effectiveness of the conservative therapy for symptomatic isolated celiac artery dissection［J］. Cardiovasc Intervent Radiol，2017，40：994-1002.

［2］Wang J，He Y，Zhao J，et al. Systematic review and metaanalysis of current evidence in spontaneous isolated celiac and superior mesenteric artery dissection［J］. J Vasc Surg，2018，68（4）：1228-1240.

［3］Sun J，Li D，Wu Z，et al. Morphologic findings and management strategy of spontaneous isolated dissection of the celiac artery［J］. J Vasc Surg，2016，64：389-394.

［4］李好鹏，于志海，王海涛，等. 介入治疗孤立性腹腔干夹层4例［J］. 介入放射学杂志，2020，29（2）：182-185.

［5］张磊，高文婷，李光海，等. 自发性孤立性腹腔干动脉夹层2例及文献回顾［J］. 血管与腔内血管外科杂志，2020，6（1）：92-94.

［6］Yamaguchi H，Murata S，Onozawa S，et al. Strategy for the treatment of spontaneous isolated visceral artery dissection［J］. Eur J Radiol Open，2019，6：9-15.

［7］Kenzaka T. Spontaneous isolated celiac artery dissection［J］. Intern Med，2014，53（8）：923.

［8］D'ambrosio N，Friedman B，Siegel D，et al. Spontaneous isolated dissection of the celiac artery：CT findings in adults［J］. A JR Am J Roentgenol，2007，188：W506-W511.

［9］Kim B，Lee BS，Kwak HK，et al. Natural course and outcomes of spontaneous isolated celiac artery dissection according to morphological findings on computed tomography angiography：STROBE compliant article［J］. Medicine（Baltimore），2018，97（5）：e9705.

［10］崔凯，张圆，罗岚，等. 孤立性腹腔动脉夹层2例［J］. 介入放射学杂志，2015，24：403-404.

# 介入配合温肾活血法治疗脱疽

患者罗某，中年男性。

【主诉】左足大趾溃疡 4 月余。

【症见】神清，疲倦，左足远端疼痛，第 1 足趾末端发黑坏疽、近端红肿，无明显渗液，间歇性跛行，左小腿乏力、疼痛，休息后缓解，无发热咳嗽，无胸闷胸痛，纳眠可，小便少，大便调。

【体格检查】双下肢皮肤干燥，毫毛稀疏，肌肉未见萎缩，左足第 1 趾远端发黑坏疽、近端红肿，双侧股动脉、腘动脉搏动可，双侧胫后动脉搏动减弱，双侧足背动脉未触及搏动，双足皮肤痛触觉稍减退。

【辅助检查】左侧下肢动脉彩超（2020 年 12 月 1 日）：左下肢动脉内中膜增厚并多发斑块形成。股浅动脉起始段及下段局部闭塞可能。胫前动脉起始段狭窄（50% ～ 75%）；中、下段节段性闭塞伴侧支循环形成。双下肢 CTA（2020 年 12 月 4 日）：双侧股浅动脉、股深动脉、腘动脉主干及其分支轻中度狭窄；双侧胫前动脉全程闭塞，双侧足背动脉闭塞，双侧胫腓干中度狭窄；双侧胫后动脉、双侧腓动脉管腔多发节段性闭塞；双侧足底内外侧动脉闭塞；腹主动脉下段、双侧髂总动脉、双侧髂内外动脉主干及其分支粥样硬化，管腔多发轻中度狭窄。

中医诊断：脱疽（肾虚血瘀）。

西医诊断：①下肢动脉硬化闭塞症（左）。

②慢性肾脏病 5 期（维持腹透）。

③高血压 3 级（很高危组）。

④2 型糖尿病伴有并发症。

⑤2 型糖尿病性视网膜病变（双眼）。

【诊治经过】

首诊（2020 年 12 月 3 日）

［四诊］神清，疲倦，面色晦暗，左足远端发黑溃疡，渗出不多，疼痛，夜间尤

重，间歇性跛行（图 83）。影响睡眠，无寒战发热，无心悸胸闷，无口干口苦，纳可，少尿，大便正常。舌淡、苔白（图 84），脉沉细。

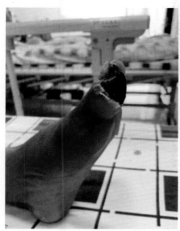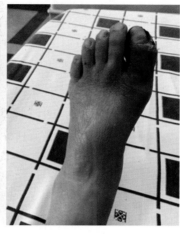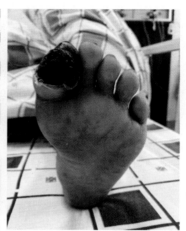

图 83　足部缺血病变

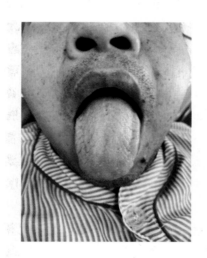

图 84　舌象

[治疗]

（1）内治

熟附子 10g（先煎），肉桂 3g（焗服），知母 10g，山茱萸 10g，生地黄 15g，牛膝 25g，山药 15g，黄芪 30g，牡丹皮 10g，茯苓 15g，泽泻 30g，忍冬藤 15g，威灵仙 15g。

用法：日 1 剂，水煎服，浓煎至 150mL，早晚各 1 次，饭后温服。

患者久病体虚，脏腑亏损，脾气不健，气血化生不足，内不能滋养脏腑，外不能充养四肢；肾阳虚衰，不能温化水液，水液积聚，可见双下肢及双足轻度水肿；脾肾阳气不足，不能温养四肢，复受寒湿，导致气血凝滞，经络阻塞，不通则痛，四肢气血失于濡养可见皮肉枯槁，坏死脱落。疲倦、舌淡、苔白，均为阳虚之象；脉沉为正气亏虚，脉细为血脉阻滞之象。本病正气亏虚为发病之本，饮食失节、外邪侵袭为标，久而耗伤肾阳，阳损及阴；阴阳两虚，气血亏耗，气虚无力行血，而致瘀血阻滞，脉道不通。综合辨证考虑为内外合病，肾虚血瘀。治宜温肾助阳、活血化瘀。选用金匮肾气丸加减，原方由地黄八两，山药、山茱萸各四两，牡丹皮、茯苓、泽泻各三两，桂枝、炮附子各一两组成。方中滋阴药与助阳药并用，滋阴药的数量超出助阳药之上，填精化气以复肾脏气化；从滋阴以敛阳的角度，补纳肾中真阳之气，以恢复其气化功能，故以干地黄、山药、山茱萸等滋阴药补肾填精，少佐桂枝、炮附子辛散温通、助阳化气，正合《黄帝内经》"少火生气"之旨。诚如清代吴谦《医宗金鉴·删补名医方论》转引柯琴所言"此肾气丸纳桂、附于滋阴剂中十倍之一，意不在补火，而在微微生火，即生肾气也"[1]。

　　桂枝与肉桂均能温阳，但同中有异。桂枝功擅通阳，其性走而不守，故对水饮停聚、水湿泛滥、气血凝滞等证宜用桂枝；肉桂长于纳气，引火归原，其性守而不走，故对下元虚寒、虚阳上越、肾不纳气之证应以肉桂为佳。患者本虚为主，故以肉桂替代桂枝温阳利水，再以泽泻、茯苓利水渗湿，牡丹皮擅入血分，伍黄芪补气可调血分之滞，酌加牛膝引药下行，且可补肝肾、强筋骨。诸药合用，助阳之弱以化水，滋阴之虚以生气，使肾阳振奋，气化复常。知母辛寒，沉而降，阴也，以泻阴虚之火。忍冬藤甘温，走经络；威灵仙味苦，微温，可升可降，为阴中之阳，故于经络无所不入；两者合用，可通经络，止痹痛，祛浊毒。诸药相和，全方共奏补肾阳、祛浊毒、活血祛瘀之功，以达攻补兼施、消瘀而不伤正的目的。

　　（2）外治

　　①双下肢动脉血管腔内成形术：完善相关检查，排除手术禁忌证，征得患者及其家属知情同意后，于2020年12月7日行左下肢动脉血管腔内成形术，术中造影可见左侧胫前动脉长段闭塞、腓动脉多发重度狭窄，均予以开通，复查造影可见左胫前动脉及腓动脉通畅，血运明显改善（图85）。

　　②中药熏洗治疗：外用中药以大黄、乌梅、五倍子的渴疽洗方为底方，加用毛冬青30g，水煎后配温水沐足，每日2次。

　　二诊（2020年12月8日）

　　[四诊]患者服药5剂，下肢血脉成形术后第1天，神清，精神可，左足肤温较前改善、疼痛缓解，局部红肿减轻（图86）。无寒战发热，无心悸胸闷，无口干口苦，纳可，少尿，大便正常。舌淡、苔白稍腻（图87），脉沉细。

【讨论】

　　本例患者为糖尿病肾病、肾功能衰竭、透析治疗过程并发"脱疽"。本病为本虚标实、虚实夹杂之证。畏寒、脉沉、肢冷、间歇性跛行均为肾虚之象，此为发病之本。疼痛、足趾发黑、趺阳脉闭，均为瘀血内阻之征，肾虚血瘀为其病机。温肾助阳为核心治

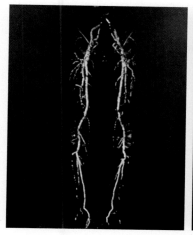
双下肢 CTA

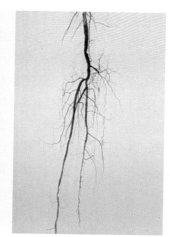
左胫前动脉长段闭塞

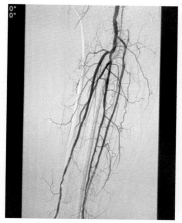
左胫前动脉再通后

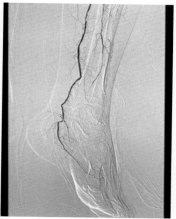
左足掌血供较差

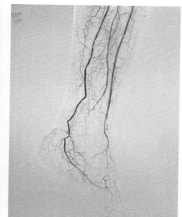
左足掌血供改善

图 85　介入治疗前后对比

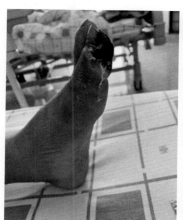

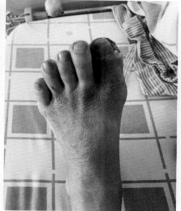

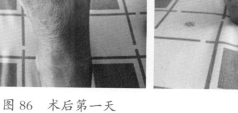

图 86　术后第一天

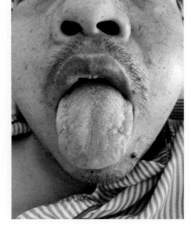

图 87 舌象

法，佐以祛浊毒、活血化瘀等。

介入治疗依靠先进的设备、器材可快速有效开通血管，因时配合介入治疗，如同传统中医学的"活血"，可有效改善血流，但存在术后远期通畅率低的缺点。而且因术中使用造影剂，对肾功能有一定要求，在规范血液透析治疗的基础上开展介入治疗，本例是成功且安全的。患者介入治疗 1 天后疼痛明显减轻，治疗 8 天后诸症缓解出院，说明糖尿病肾病血液透析治疗过程中并发的"脱疽"，介入治疗仍然安全有效。

（黄 准 刘文导）

☞ 参考文献

[1] 张家玮，鲁兆麟.金匮肾气丸方义探讨 [J].北京中医药大学学报，2005（6）：12-15.

# 综合辨治糖尿病足

患者朱某，老年男性。既往糖尿病病史，未规律服药治疗，血糖控制欠佳。

【主诉】右下肢疼痛麻木伴右足溃疡发黑1月余。

【症见】神清，疲倦，消瘦，右下肢屈伸不利，疼痛、麻木，夜间痛甚，右足掌远端外侧红肿，发黑、溃疡，少许渗液，口干口渴，无发热头痛，无胸闷胸痛，纳可，夜寐欠佳，小便频，大便调。

【查体】右足外侧可见约3cm×4cm溃疡，少许渗液，局部压痛（＋），右下肢肤温较低，双侧股动脉搏动可，腘动脉搏动减弱，双侧足背动脉及胫后动脉未扪及搏动。

【辅助检查】右下肢动脉彩超（2020年10月19日外院）：右下肢动脉硬化性改变伴股总动脉斑块，stenosis＜50%。右下肢静脉彩超（2020年10月19日外院）：右下肢深静脉血流通畅，瓣膜功能良好，未见血栓形成，右大隐静脉通畅，根部未见扩张。右小腿未见明显扩张交通静脉。双下肢CTA（2020年11月2日本院）提示：左侧股浅

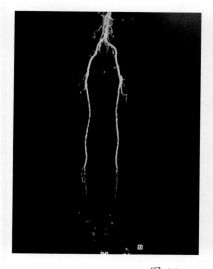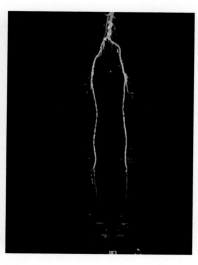

图88　双下肢 CTA

动脉中度狭窄，右侧股浅动脉中 – 重度狭窄，左侧股深动脉、双侧腘动脉轻度狭窄，右侧股深动脉远端局限性狭窄；双侧胫前动脉管腔多发节段性闭塞，左侧胫后动脉长范围闭塞，右侧胫后动脉全程闭塞，双侧腓动脉远端管腔节段性闭塞（图 88）。

**【诊断】**

中医诊断：脱疽（气阴两虚）。

西医诊断：①下肢动脉硬化闭塞症。

②2 型糖尿病足。

③高血压病 3 级（很高危组）。

**【诊治经过】**

首诊（2020 年 11 月 2 日）

［四诊］神清，疲倦，右下肢屈伸不利，麻痹、疼痛，夜间尤重，得温可缓，右足掌远端外侧可见约 3cm×4cm 溃疡（图 89），色黑，渗液不多，局部压痛（＋）。右下肢肤温较低，双侧股动脉、腘动脉搏动可，双侧足背动脉及胫后动脉未扪及搏动。口干，无口苦，纳可，夜寐欠佳，小便频，大便调。伸舌右偏、舌红苔少（图 90），脉沉细。

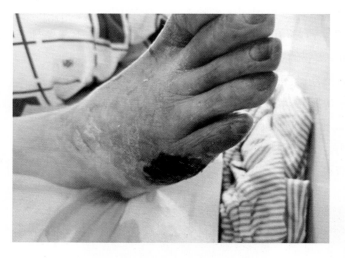
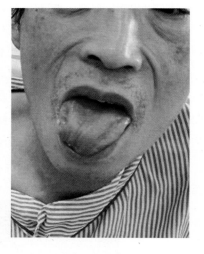

图 89　糖尿病足（右足）　　　　　　　图 90　舌象

［治疗］

（1）内治

黄芪 30g，知母 10g，麦冬 10g，生地黄 10g，石斛 10g，泽泻 30g，牛膝 25g，玄参 10g，毛冬青 15g，当归 10g，赤芍 15g，白芍 15g，甘草 5g。

用法：水煎服，日 1 剂，早晚各 1 次，饭后温服。

患者久患消渴，病程迁延，气阴耗伤，阴损及阳，阴阳俱虚，气虚无力推动血行，气血亏耗，脉络瘀阻，肝肾阴虚日久，累及脾肾，脾为胃行津液达于四末，脾阳虚则四肢不得禀水谷津液，肾阳虚则阳气无法温煦肢端，夜间阳气衰微之时，尤其畏寒，则发为"脱疽"。右足外侧溃疡，为气血不足，血运不通之象。口干口渴，舌红少苔为气阴耗伤之象。本病为饮食失节，致阴虚燥热，热盛伤津，发为消渴；久病体虚，气血津液无法布散，出现血脉瘀阻，瘀为病理产物，加重了血脉痹阻。本病本虚标实，治以益气养阴、活血祛瘀通络为法。方用顾步汤加减。方中重用金银花解毒，借牛膝、石斛下行之力达于足趾，牛膝可补肝肾、强筋骨，当归养血，玄参清热生津。此病多发于老年人，患者年老，气血亏耗，重用黄芪补气。患者阴血不足，燥热内生会出现脉络瘀热之证，泽泻善泻肾中邪火，知母善泻胃、肾之火，毛冬青清热解毒，麦冬、玄参、生地黄清热养阴，养阴中配以泄毒之药顺治之。患者抱膝而坐，予赤芍、白芍祛瘀舒筋止痛。本方攻补兼施，可达消瘀而不伤正之功。

（2）外治

①介入治疗：入院查 CTA 提示双下肢均存在不同程度的狭窄及闭塞，如不及时开通改善局部血流，将导致非创伤性截肢等不良后果，有明确介入手术指征。完善术前准备后于 2020 年 11 月 4 日行右下肢动脉血管腔内成形术，术中造影可见右股浅、胫前、胫后及腓动脉均多发狭窄 / 闭塞，术中予以开通右侧股浅及胫前动脉、腓动脉，术后造影可见右足远端血运明显改善（图 91）。

②中药熏洗治疗：大黄、乌梅、五倍子、毛冬青各 30g 组成，水煎后沐足，每日2 次。

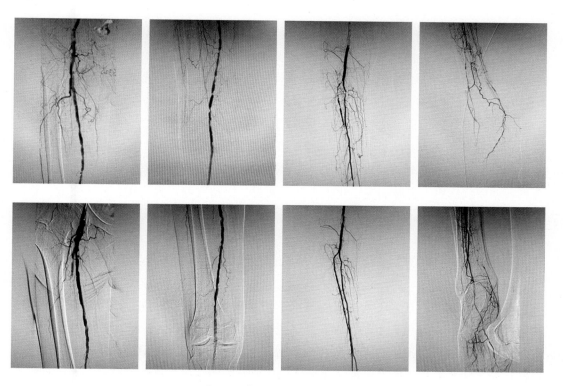

图 91　介入治疗前后对比

二诊（2020 年 11 月 5 日）

［四诊］神清，疲倦，右下肢疼痛、麻木较前改善明显，可缓慢伸直下肢，偶有抽掣痉挛的疼痛（图 92）。纳眠一般，小便频，大便调。伸舌右偏，舌红、少苔（图 93），脉沉细。

专科检查：右下肢肤温较前变暖，右足背动脉可触及搏动，局部溃疡干燥，无明显渗液。

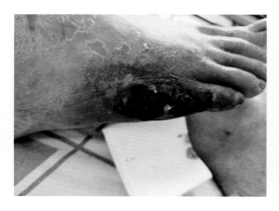

图 92　糖尿病足治疗后

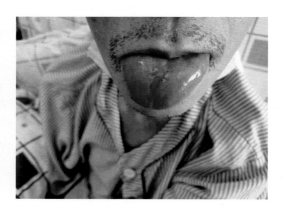

图 93　舌象

［治疗］

内治

黄芪 30g，知母 10g，麦冬 10g，生地黄 10g，石斛 10g，泽泻 30g，牛膝 25g，当归 10g，赤芍 15g，白芍 15g，甘草 5g，防己 10g，葛根 15g，干益母草 15g，太子参 10g。

用法：水煎服，日 1 剂，早晚各 1 次，饭后温服。

患者服药 3 剂，并行介入腔内治疗后，患肢缺血症状改善，右足麻木、疼痛症状明显缓解，现下肢偶有抽掣痉挛不适，考虑津液耗伤导致筋脉焦缩，故见下肢挛急。结合患者糖尿病病史、舌脉表现，辨证为气阴两虚，以益气养阴为治法，效不更方，仍以顾步汤加减。去玄参、毛冬青等清热凉血药物。加太子参益气养阴；防己、益母草凉血利湿；葛根养阴生津，缓急止痛。牛膝搭配益母草，既能引血下行，还能活血，改善循环；同时现代研究表明，牛膝、益母草等药能对缺血再灌注损失起到保护作用[1]。

【讨论】

患者消渴日久，迁延不愈，耗伤气阴，阴阳气血亏虚，血行瘀滞，脉络痹阻所致，属本虚标实证。本案患者年老体虚，外治虽可以介入腔内成形之法改善下肢血管狭窄，以达活血速效之功，但因消渴日久，血脉痹阻不通，现代影像检测提示闭塞范围较广，血脉自身无法获得水谷滋养，加之年老体虚，血脉脆弱，手术操作亦存在一定的局限性及难度，效果受制，治疗上应分清轻重缓急，多法并用以取长补短。

内服中药由"本"出发，选用益气养阴、凉血解毒的顾步汤，后世医家多用此方治疗脱疽。《医林纂要》认为该方大补气血，滋阴壮阳，而后毒壅可消。原方中祛邪与扶正并重，于补中有清，重用金银花解毒，黄芪、人参、当归流通气血以散毒，石斛、牛膝能引药下至足趾。与四妙丸治疗脱疽不同，该患者本虚为主，湿瘀其次，面对这类患者，首先需扶助正气，因此在原方基础上调整处方，重用黄芪，为避免患者气阴两虚之体不耐受黄芪、人参之温燥，佐以滋阴邪火之玄参、知母，攻补兼施，可达消瘀而不伤正、清热而不伤阴之功。结合蔡老外用的渴疽洗方，拔腐祛瘀、敛疮生肌，并通过温热效应加速局部组织的血液循环。在临床辨证中需明确正虚与标实的轻重，方药才能得心应手。内外结合、标本兼顾，既体现了中医的整体观念，又展现了中西医结合治疗周围血管病的优势。该患者住院 9 天，症状明显缓解出院，疗效显著。

本例糖尿病性动脉硬化闭塞症坏疽，病情复杂，除下肢大动脉粥样硬化狭窄，闭塞处还有糖尿病血管并发症，导致小动脉多节段闭塞。介入手术联合中医药治疗，为高难度的介入血管再通，预防介入术后并发症，提高整体疗效，有重要意义。

（黄　准　黄亚兰　刘文导）

☞ **参考文献**

［1］莫琼，郝二伟，覃文慧，等.平性活血化瘀中药物质基础与药理作用的研究进展［J］.中国实验方剂学杂志，2020，26（1）：205-216.

# 标本兼顾、内外合治丹毒

患者叶某，男性，51岁，船员。既往脚癣病史15年余，否认高血压、糖尿病等病史。

【主诉】右下肢肿胀5天。

【症见】神清，疲倦，右下肢肿胀、疼痛，皮肤紧绷，右下肢及足踝内侧肤温高，晨起痛减，夜晚疼痛加重，不能行走，口干口苦，无发热胸痛，纳眠一般，小便调，大便稀烂。

【查体】右下肢明显肿胀，皮肤张力高，右侧足踝及右下肢内侧皮肤发红、肤温升高，未见色素沉着，右侧腹股沟可触及一斜向内侧条索样肿物，双侧股动脉、左侧腘动脉、足背动脉及胫后动脉搏动可，右侧腘动脉、足背动脉及胫后动脉因肿胀未扪及明显搏动。

【辅助检查】右下肢静脉彩超（2020年12月9日）：右侧大隐静脉增宽；右侧股总静脉瓣膜功能不全。

【诊断】

中医诊断：丹毒（湿热蕴毒）。

西医诊断：①丹毒（右下肢）。

②脚癣。

【诊治经过】

首诊（2020年12月17日）

［四诊］神清，精神可，右下肢及足踝肿胀明显，右大腿内侧，右小腿潮红灼热，疼痛不适，不能行走，行走疼痛，夜晚尤重，晨起痛减（图94）。畏寒，无发热胸痛，口干口苦，纳差，眠欠安，大便溏，小便可。舌暗红，苔薄黄微腻，脉滑。

［治疗］

（1）内治

紫花地丁15g，丹参15g，金银花15g，粉萆薢15g，土茯苓15g，牛膝25g，黄芪30g，防风10g，苍术10g。

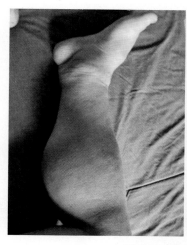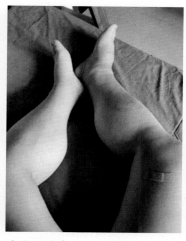

图 94 丹毒（右下肢）

用法：日 1 剂，水煎服，浓煎至 200mL，早晚各 1 次，饭前温服。

患者为船员，长期处于湿重之地，脚气病史 15 年之久，脚气之邪移毒上延，导致下肢丹毒。患者身宽体胖，素体湿热，加之近期熬夜劳累，饮食不节，外受毒邪，湿热毒邪蕴于下肢，发为本病，证属湿热蕴毒。患者体胖，长期处于湿气壅滞之地，素体受湿，湿性重浊，积于下肢，可见下肢红热、肿胀；湿热郁结局部，气血不通，不通则痛，故见下肢疼痛；湿浊之邪困阻中焦，故见纳差、大便溏；舌暗红，苔薄黄微腻，脉滑均为湿热蕴毒之象。

综上，本病病位在下肢，病机为湿热蕴毒，病性属实，治以清热祛湿，凉血解毒为法，拟五神汤合玉屏风散加减化裁。五神汤主治多骨痈、委中毒、足癣。方用土茯苓解毒、除湿、利关节，紫花地丁、金银花以清热解毒，又用牛膝既能补中散毒，又能引药下行，加强对下肢的作用。酌加粉萆薢利水，分清化浊，丹参活血祛瘀，凉血解毒。[1]玉屏风散具有益气固表止汗之功效，主治表虚自汗证，亦治虚人腠理不固，易感风邪。《医方考》："卫气一亏，则不足以固津液，而自渗泄矣，此自汗之由也。白术、黄芪所以益气，然甘者性缓，不能速达于表，故佐之以防风。东垣有言，黄芪得防风而功愈大，乃相畏相使者也。是自汗也，与伤风自汗不同，伤风自汗责之邪气实；杂证自汗责之正气虚，虚实不同，攻补亦异。"方中黄芪甘温，内补脾肺之气，外可固表止汗；苍术替代白术既能健脾益气，助黄芪以加强益气固表之功，又可燥湿祛湿；佐以防风走表而散风邪，合黄芪、苍术以益气祛邪。且黄芪得防风，固表而不致留邪；防风得黄芪，祛邪而不伤正，有补中寓疏、散中寓补之意。

（2）外治

①中药洗剂外涂：四黄消炎洗剂外搽右下肢，内外联用以达标本兼治之功。

②中药熏洗治疗：大黄、乌梅、五倍子、毛冬青各 30g，水煎至 2L，取汁，先熏后浸泡患足，每次 30 分钟，清热祛湿解毒。

**二诊（2020 年 12 月 22 日）**

[四诊]服药 4 剂后，患者精神改善，右下肢肿胀较前明显消退，疼痛缓解，下肢肿胀，朝轻暮重，可适当下地（图 95）。少许口干口苦，纳眠改善，二便调。舌暗红，苔薄黄，较前明显变薄，脉滑（图 96）。

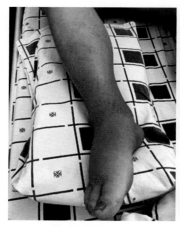
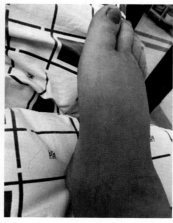
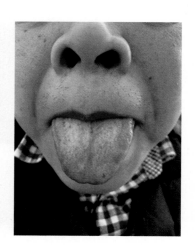

图 95　丹毒（右下肢）治疗后　　　　　　　图 96　舌象

[治疗]

内治

紫花地丁 15g，丹参 15g，金银花 15g，粉萆薢 15g，土茯苓 15g，牛膝 25g，黄芪 30g，防风 10g，苍术 10g，泽兰 10g。

用法：日 1 剂，水煎服，浓煎至 200mL，早晚各 1 次，饭前温服。

患者右下肢肿胀减轻，疼痛缓解，右下肢及足背肤温正常，舌苔较前变薄，湿热之证较前明显缓解。患者平素熬夜、劳累，素体虚弱，外邪侵袭，病性属实。目前症状虽有减轻，然其正气亏虚一时之间难以恢复，湿热之邪，黏滞难消，缠绵不去，需进一步扶正祛邪，继续清热解毒消肿，可循前法，在上方基础上加泽兰，以清热利湿解毒。

患者治疗 8 日症状明显好转出院，出院后继续上述中西医治疗 5 日，回访一般情况良好，下肢肿胀基本缓解，行走大致正常（图 97）。口干口苦减轻，纳眠好，二便调。

【讨论】

丹毒，是指患处突然皮肤鲜红成片，色如涂丹，灼热肿胀，边界不清，迅速蔓延的急性感染

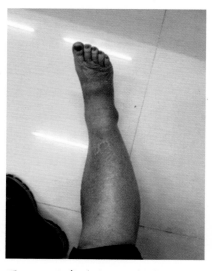

图 97　丹毒（右下肢）出院随访

性疾病。《素问·至真要大论》云："少阳司天，客胜则丹疹外发，及为丹㾦疮疡……"《诸病源候论·丹毒病诸候》云："丹者，人身忽然焮赤，如丹涂之状，故谓之丹。或发于足，或发腹上，如手掌大，皆风热恶毒所为。重者，亦有疽之类，不急治，则痛不可堪，久乃坏烂。"本病发无定处，生于胸腹腰胯部者，称内发丹毒；发于头面部者，称抱头火丹；发于小腿足部者，称流火；新生儿多生于臀部，称赤游丹。丹毒相当于急性网状淋巴管炎。

由于素体血分有热，外受火毒、热毒蕴结，郁阻肌肤而发；或由于皮肤黏膜损伤（如鼻腔黏膜、耳道皮肤或头皮破伤，皮肤擦伤，脚湿气糜烂，毒虫咬伤，臁疮等），毒邪乘隙侵入而成。凡发于头面部者，夹有风热；发于胸腹腰胯部者，夹有肝火；发于下肢者，夹有湿热；发于新生儿者，多由胎热火毒所致。

患者长居岭南，且海上劳作日久，久受风湿侵袭，体内湿热蕴结难化，脾胃运化受阻，水湿内停，阻于脉道，营血运行不畅，瘀久化热。久病耗气，舌淡为气虚之象，单用四妙散之攻伐类药物也难以奏效。患者主症表现为右下肢肿痛，皮肤紧绷，足踝及下肢内侧肤温稍高，故治疗应以清热祛湿、凉血解毒为法，予以五神汤合玉屏风散加减。

患者本为湿毒内蕴，标为脚气病之邪毒上移而致肢体感染诱发此病，故治疗上时，标本兼治，内外相合，尤其要治疗脚癣，方可治愈疾病之根本，故外治法配合四黄消炎洗剂外涂及中药沐足，使药物通过皮肤直接吸收，直达病所。同时，饮食有节、起居有常、不妄劳作为养生之道，正气充沛方可抵御外邪。

（黄　准　黄亚兰　刘明）

☞ **参考文献**

［1］杨扬.五神汤合萆薢渗湿汤加减治疗下肢丹毒的临床疗效研究［J］.中国医药指南，2016，14（21）：197-198.

# 内膜下成形术结合中医治疗下肢动脉硬化闭塞症

患者男性，77 岁。既往高血压、脑梗死等病史。

**【主诉】**左下肢疼痛、左足皮肤破溃 1 月余。

**【症见】**神清，精神疲倦，左侧肢体活动障碍，左下肢疼痛，肤温低，左足背溃疡 4cm×2cm，左足第 4 趾坏疽，少许渗液，纳可，眠差，二便调。

**【查体】**左上肢及左下肢屈曲畸形，左侧肢体肌力 4 级，肤温低，左足背溃疡大小约 4cm×2cm，左足第 4 趾坏疽，少许渗液；右侧股动脉、腘动脉搏动可，右侧足背动脉、胫后动脉搏动减弱，左下肢动脉搏动未触及。

**【辅助检查】**双下肢 CTA（2021 年 2 月 4 日）：右侧股总、股浅中度狭窄，右侧腘动脉轻度狭窄，右侧胫前、胫后中重度狭窄；右侧髂总、右侧髂外、左侧髂外、左侧髂内血栓形成，并管腔重度狭窄约 80%。

**【诊断】**

中医诊断：脱疽（气虚血瘀证）。

西医诊断：①下肢动脉硬化闭塞症。

②脑梗死后遗症。

**【诊治经过】**

［四诊］神疲，左侧肢体屈曲畸形活动障碍，左侧肢体肌力 4 级，左下肢疼痛，肤温低，左足背溃疡大小约 4cm×2cm，左足第 4 趾坏疽，少许渗液，左下肢动脉搏动未触及，Rutherford：6 级。纳可，眠差，二便调。舌暗红，苔微黄腻，脉沉细。

［治疗］

（1）内治

紫花地丁 15g，车前子 15g，粉萆薢 15g，生地黄 10g，丹皮 10g，泽泻 30g，牛膝 25g，徐长卿 30g。

用法：日 1 剂，水煎服，浓煎至 200mL，早晚各 1 次，饭前温服。

患者术前左下肢缺血严重，左侧髂动脉血栓形成，左侧股浅动脉闭塞，经介入治疗后左下肢动脉血流恢复良好，术后肤温明显改善，但介入次日即出现明显左足红肿，肤温明显升高，且出现血压下降，考虑血管再通后出现严重再灌注损伤。舌暗红，苔微黄腻，脉沉细，中医辨证以湿热蕴毒为主，治以清热解毒、凉血祛湿为法，方选五神汤加减。取五神汤中紫花地丁、车前子加泽泻利水消肿，牛膝补肝肾、引药下行兼利水，加粉萆薢清热祛湿，牡丹皮、生地黄凉血活血，徐长卿清热活血解毒，诸药合用，共奏清热解毒、凉血祛湿之功。

（2）外治

介入治疗：于 2021 年 2 月 7 日行左下肢动脉造影＋周围血管非药物洗脱支架置入术。术中穿刺右股动脉，造影见：右髂动脉重度狭窄，予球囊扩张后，换入翻山鞘至左侧髂总动脉造影示：左侧股总动脉短段闭塞，左侧股浅全程未见显影，左侧腘动脉显影可，引入球囊导管扩张左侧股深动脉至左侧髂外动脉狭窄处。换用椎管内膜下开通股浅动脉全程，球囊导管于内膜下超选至腘动脉真腔内，全程扩张左腘至左髂，复造影示左侧股浅多发夹层，血流明显受限，遂植入裸支架 2 枚于腘动脉至股浅起始段，复造影示：双侧髂动脉、左侧股总、股浅、腘及胫前、胫后均显影清晰，血流流速好（图 98）。

二诊（2021 年 2 月 10 日）

［四诊］神清，精神可，面色红润，左下肢红肿已消，少许疼痛，肤温可，左侧股动脉、腘动脉、足背动脉搏动可，左足背溃疡 4cm×2cm，左足第 4 趾坏疽，渗液较前减少，无发热恶寒，无咳嗽咳痰，乏力，纳眠差，舌淡暗，苔微白腻，脉缓无力。

［治疗］

黄芪 60g，当归 10g，白术 15g，赤芍 15g，川芎 10g，桃仁 10g，红花 10g，泽泻

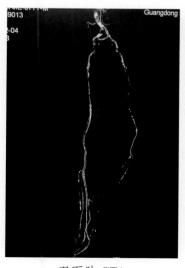

双下肢 CTA

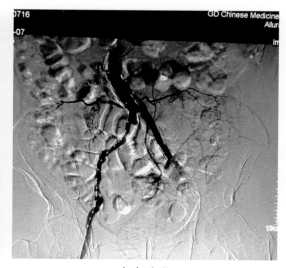

术中造影

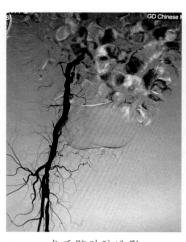
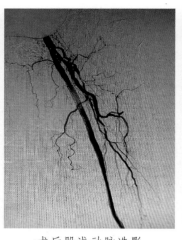
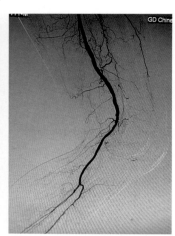

术后髂动脉造影　　　　　术后股浅动脉造影　　　　　术后胫前动脉造影

图 98　介入治疗前后对比

20g，地龙 10g，薏苡仁 20g，炙甘草 10g。

用法：日 1 剂，水煎服，浓煎至 200mL，早晚各 1 次，饭后温服。

热势已消，胃纳欠佳，脾胃虚损，治疗以活血化瘀通络为基本治法，兼以健脾益气祛湿，拟补阳还五汤加减。补阳还五汤是气虚血瘀理论的代表方，出自清代王清任的《医林改错》。方中重用黄芪补气，与活血化瘀药配伍，功在益气活血，主治气虚血瘀之中风。因黄芪益气活血通络，广泛用于临床难治之症，常可获得意想不到的疗效。本方重用黄芪为君药，以大补脾胃之元气，使气旺血行，瘀去络通。当归长于活血，兼能养血，因而有化瘀而不伤血之妙。赤芍、桃仁、川芎、红花助当归活血祛瘀；地龙通经活络；加泽泻利水消肿，白术、薏苡仁健脾燥湿，炙甘草调和诸药。本方以大量补气药与少量活血药相配，气旺则血行，活血而又不伤正，共奏补气活血通络之功。

【讨论】

本案是中医辨证治疗介入术后"缺血再灌注损伤"的医案。本病患者中风偏瘫合并脱疽，故本病的处理，脱疽与中风偏瘫并治。介入手术之后，下肢血流改善，但介入次日即出现明显左足红肿、肤温升高、血压下降等，考虑血管再通后出现严重再灌注损伤，中医辨证以湿热蕴毒为主，"急则治其标，缓则治其本"，此时当先清热解毒、凉血祛湿，选方五神汤加减。服药后左下肢红肿消，疼痛缓，热势已消，继以治本为主，以活血化瘀通络为基本治法，以补阳还五汤为主方；而"缺血再灌注损伤"在一定程度上损伤脾胃，因此在活血化瘀通络的基础上，加以补气健脾，扶正固本。

（朱晓峰　刘文导）

# 下肢动脉成形术结合中医治疗 TASC- II C 级病变

患者，男性，81 岁。既往糖尿病病史。

【主诉】双下肢麻木 5 年余，加重半年。

【症见】神志清楚，精神疲倦，双下肢麻木伴疼痛，呈间歇性跛行，肤温稍低，足部皮肤青紫，无足部溃疡，偶有腰痛，夜间静息痛，偶有咳嗽咳痰，心悸气短，无发热恶寒，无腹痛腹胀，纳眠可，二便调。

【专科检查】双小腿肤温低，足部皮肤青紫，无足部溃疡，双下肢足背动脉、胭动脉搏动微弱，双下肢股动脉搏动尚可，双下肢无浮肿。Rutherford：4 级。

【辅助检查】双下肢 CTA（2021 年 4 月 19 日）：①右侧髂外动脉管壁附壁血栓形成。管腔中度狭窄；双侧髂内动脉中重度狭窄。②右侧股浅动脉管腔多发轻 – 中度狭窄；右侧胫前动脉近中段节段性闭塞，范围长约 10.9cm。③左侧股浅动脉近中段管腔闭塞，范围长的 37.8cm，左侧股浅动脉段及左侧胭动脉断续显影，管腔重度狭窄；左侧胫前动脉中远段闭塞。

【诊断】

中医诊断：脱疽（肝肾不足，气血亏虚）。

西医诊断：①下肢动脉硬化闭塞症。

②2 型糖尿病不伴有并发症。

【诊治经过】

首诊（2021 年 4 月 22 日）

［四诊］神清，精神疲倦，双下肢麻木伴疼痛，呈间歇性跛行，肤温稍低，足部皮肤青紫，无足部溃疡，双下肢无浮肿，双下肢足背动脉、胭动脉搏动微弱，双下肢股动脉搏动尚可，双下肢无浮肿（图 99、图 100）。Rutherford：4 级。偶有腰痛，喜温畏寒，夜间静息痛，偶有咳嗽咳痰，心悸气短，无发热恶寒，无腹痛腹胀，纳眠可，二便调。

舌淡，苔白，脉细弱。

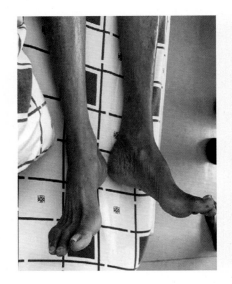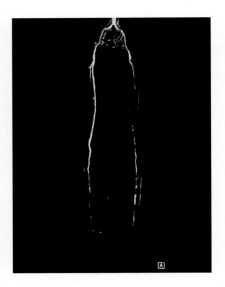

图 99　术前下肢情况　　　　图 100　术前双下肢 CTA

［治疗］

（1）内治

独活 10g，桑寄生 10g，杜仲 15g，牛膝 25g，细辛 5g，秦艽 10g，茯苓 10g，肉桂 3g（焗服），防风 10g，川芎 10g，党参 20g，炙甘草 5g，当归 10g，白芍 10g，熟地黄 10g。

用法：日 1 剂，水煎服，少量多次温服。

患者久病体虚，气血生化不足，气虚则无力行血，血滞而成瘀，故四末易缺乏濡养而见麻木；本正气不足，风寒湿邪客于肢体关节，气血运行不畅，故见腰膝疼痛，久则肢节屈伸不利，或麻木不仁；肝肾不足，则见腰膝痿软；气血耗伤，故心悸气短；舌淡，苔白，脉细弱，均为肝肾不足，气血亏虚表现。四诊合参，本病病位在下肢，病因为久病体虚，风寒湿邪入侵，感邪致病，病机为肝肾不足，气血亏虚，病属本虚标实，当以标本兼治，治以祛风湿、止痹痛、益肝肾、补气血为主法。方用《备急千金要方》独活寄生汤加减。对风寒湿三气着于筋骨的痹证，其为常用有效的方剂。现常用于慢性关节炎、坐骨神经痛等属肝肾不足，气血两亏者。方中独活、桑寄生祛风除湿，养血和营，活络通痹，为君药；牛膝、杜仲、熟地黄补益肝肾，强壮筋骨，为臣药；川芎、当归、芍药补血活血；人参（换党参）、茯苓、甘草益气扶脾，均为佐药，使气血旺盛，有助于祛除风湿；又佐以细辛以搜风治风痹，肉桂祛寒止痛，使以秦艽、防风祛周身风寒湿邪。各药合用，是为标本兼顾，扶正祛邪之剂。用于本例患者脱疽患者，亦能达到祛风湿、止痹痛、益气血、补肝肾之效。

（2）外治

介入治疗：需及时行血管腔内成形术使血管再通，改善下肢血运。征求家属同意后，于 2021 年 4 月 24 日行左下肢动脉血管腔内成形术，术中开通左侧股浅动脉及腘动脉，下肢血运情况得以改善。

二诊（2021 年 4 月 25 日）

［四诊］神志清楚，精神可，双下肢麻木、疼痛较前明显缓解，肤温可，间歇性跛行，足部皮肤青紫，腰痛减轻，喜温畏寒，偶有心悸，乏力，无咳嗽咳痰、头晕头痛、发热恶寒、腹痛腹胀，纳眠可，二便调。舌暗淡，苔白，脉细弱。

［治疗］

内治

独活 10g，桑寄生 10g，杜仲 15g，牛膝 25g，细辛 5g，秦艽 10g，茯苓 10g，肉桂 3g（焗服），防风 10g，川芎 10g，党参 20g，炙甘草 5g，当归 10g，白芍 10g，生地黄 10g，桃仁 10g，红花 10g。

用法：水煎服，日 1 剂，少量多次温服。

患者血管再通术后四末得以濡养，故肤温可，双下肢麻木、疼痛明显缓解。但患者素体亏虚，正气不足，气血运行不畅，故仍有夜间静息痛，足部皮肤青紫；肝肾不足，故偶有腰痛，喜温畏寒。舌暗淡，苔白，脉细弱，均为肝肾不足，气虚血瘀的表现。四诊合参，本病病位在下肢，病因为久病体虚，病机仍为肝肾不足，气虚血瘀，治以补益肝肾、活血化瘀为法。在原方基础上加桃仁、红花各 10g，增强活血化瘀之功。

【讨论】

患者久病体虚，气血生化不足，气虚则无以行血，血滞而成瘀，发为"脱疽"；加之年老，肝肾两亏，正气不足，又感受风寒湿邪，故见腰痛、喜温畏寒等症。辨证属肝肾不足，气虚血瘀，治以祛风湿、止痹痛、益肝肾、补气血为法。对于此证脱疽患者，蔡教授常用独活寄生汤加减，结合介入行左下肢动脉血管腔内成形术，开通左侧股浅动脉及腘动脉，下肢血运情况得以改善，中西医合治，临床疗效明显。

（朱晓峰　刘文导）

# 益气活血结合介入治疗支架内再闭塞

患者，女性，58 岁。既往血小板增多症病史。

【主诉】反复双下肢乏力、疼痛 3 年余，右足破溃渗液 1 月。

【症见】神清，精神疲倦，双下肢乏力、疼痛，行走后加重，休息可缓解，行走约 20 米，双下肢肤温低、肿胀，右侧为甚，右足红肿伴局部破溃，溃疡范围约 4cm×2cm（图 101）。左侧腘动脉及足背动脉未触及。双侧股动脉、右侧腘动脉、足背动脉搏动可。Rutherford：6 级。偶有头晕、头痛，纳食一般，眠欠佳，夜尿 4～5 次，大便 3 天一解，便干。舌淡红、苔白（图 102），脉弦滑。

【辅助检查】双下肢 CTA（2021 年 1 月 19 日）：左侧股浅动脉下段支架植入术后改变，支架外近段 – 支架全程 – 腘动脉 – 膝下动脉近段全程闭塞，累及长度 29.8cm，左侧胫前重度狭窄，右侧胫前轻度狭窄（图 103）。

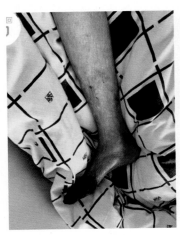 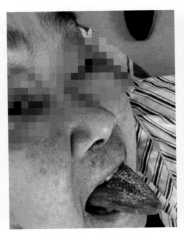 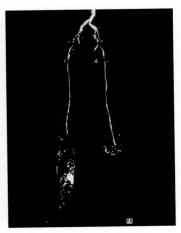

图 101　术前下肢缺血情况　　图 102　术前舌诊　　图 103　术前双下肢 CTA

## 【诊断】

中医诊断：脱疽（气虚脾虚痰湿）。

西医诊断：①下肢动脉硬化闭塞症。

②骨质疏松伴有病理性骨折（L2）。

③血小板增多。

## 【诊治经过】

首诊（2021 年 1 月 19 日）

［四诊］神倦，双下肢乏力、疼痛，行走后加重、休息可缓解，行走约 20 米，双下肢肿胀，右侧为甚，右足红肿伴局部破溃，溃疡范围约 4cm×2cm，偶有头晕、头痛，纳食一般，眠欠佳，夜尿 4～5 次，大便 3 天一解，便干。舌淡暗，苔薄白，脉弦滑。双下肢肤温低，左侧腘动脉及足背动脉未触及。Rutherford：6 级。

［治疗］

（1）内治

茵陈 15g，茯苓 15g，猪苓 20g，泽泻 30g，桂枝 10g，白术 25g，黄芪 30g，法半夏 10g，陈皮 10g，车前子 15g，麦芽 30g，鸡内金 10g。

用法：水煎服，日 1 剂，早晚各 1 次，温服。

患者年逾八旬，加之久病耗伤，正气不足，脾虚运化不足，痰湿内生，湿邪趋下，则见双下肢肿胀。精神疲倦，双下肢乏力，偶有头晕，纳食一般，眠欠佳，舌淡，属气虚脾虚。双下肢肿胀，右侧为甚，舌暗，苔薄白，脉弦滑，属痰湿下注。四诊合参，本病病位在下肢，病因为年高加之久病体虚，辨证为气虚脾虚痰湿，病性属本虚标实，当以标本兼治，治以益气健脾化湿为法。方用茵陈五苓散加减清利湿热退黄。本方即五苓散加茵陈组成。方中重用茵陈苦寒清热利湿；五苓散淡渗水湿，并能通调营卫，兼以解表。诸药合用，重在利湿退黄。本病例中我们主要取其利湿功效，另加大剂量黄芪补气，法半夏、陈皮加强化痰之功；纳食一般，予麦芽、鸡内金开胃；车前子加强利尿消肿之功。

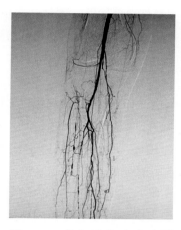

图 104　术中股浅动脉造影

（2）外治

①介入治疗：患者 3 年前出现下肢缺血症状，曾行左下肢动脉支架置入术，现复查 CTA 提示支架内闭塞（图 104、图 105）。但患者目前疼痛症状仅轻度，考虑为闭塞时间久，已有侧支循环形成，无须介入干预，而目前

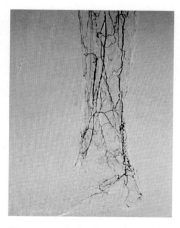

图 105　术中膝下动脉造影

双下肢肿胀明显，患者水肿需鉴别淋巴水肿及静脉性水肿。淋巴水肿，按之不凹陷，静脉性水肿则凹陷。

②四黄消炎洗剂：本病例为足癣引起感染，导致淋巴管炎症，局部用四黄消炎洗剂外涂以消炎，局部溃疡面可予氧化锌油外涂以保护疮面，暂不清创，抬高下肢45°，促进静脉回流以消肿。

二诊（2021 年 1 月 22 日）

治疗 3 天，患者双下肢乏力、疼痛缓解，双下肢少许肿胀，右足红肿伴局部破溃，溃疡范围约 4cm×2cm，渗液较前明显减少，症状明显改善出院。

【讨论】

杨时泰云："茵陈蒿发陈致新，与他味之逐湿热者殊，而渗利为功者，尤难相匹……湿固蒸热，热亦聚湿，皆从中土之湿毒以为本，所以茵陈皆宜。"（《本草述钩元》）《金匮要略·黄疸病》："诸病黄家，但利其小便。"故配合五苓散利水渗湿，温阳化气。脾湿从小便而出，湿去则黄自消。《药品化义》称泽泻"此为利水第一良品"；《本草纲目》卷一谓其"渗湿热，行痰饮，止呕吐、泄痢、疝痛、脚气"。臣以茯苓、猪苓之淡渗，增强泽泻利水渗湿之功。《本草思辨录》卷四曰："猪苓、茯苓、泽泻，三者皆淡渗之物，其用全在利水。"佐以白术，既可补气健脾，又可燥湿利水。其标本兼治，补气健脾，则脾健运化有力，水湿不会停聚；燥湿利水，可直接祛除已停之水湿。水湿停聚于膀胱，则影响其化气行水之功，佐以桂枝既能温化膀胱之气而利小便，又可疏表散邪，以解除太阳之表证，一药二用，表里同治。方中泽泻配茯苓、猪苓，以加强利水作用；茯苓配白术以实脾利水；桂枝配茯苓，以温化水饮，通阳利水。五药合用，共奏利水渗湿、温阳化气之功。

虽然该患者支架内闭塞，庆幸的是侧支循环形成，其疼痛症状仅轻度，无须介入干预，但下肢动脉支架内再狭窄的预防及治疗将是未来下肢动脉性疾病腔内治疗的难点和重点之一。支架植入能显著改善患者下肢血管的通畅率，但支架置入术后 1 年再狭窄率高达 18%～37%[1]，越来越多患者出现支架内再狭窄（in-stent restenosis，ISR）并需要再次接受治疗。虽然普通球囊、切割球囊、冷冻球囊，再次支架植入已经在 ISR 的治疗中得到应用，但仍没有取得非常理想的效果。而中医学认为下肢动脉硬化闭塞症多属气阴两虚、脉络瘀阻，当以补气养血、温阳通脉、逐瘀止痛为治疗原则[2]。研究表明[2-4]具有益气活血功效的中药（如黄芪、川芎、丹参、莪术等）及其提取物能通过多种途径达到保护血管内皮功能的作用，对预防、治疗下肢动脉硬化闭塞症腔内治疗后再狭窄具有重大意义。

（朱晓峰　刘文导）

## ☞　参考文献

［1］Sobieszczyk P. In-Stent Restenosis After Femoropopliteal Interventions With Drug-Eluting Stents：Same But Different? ［J］. JACC Cardiovasc Interv, 2016, 9（8）：835-837.

［2］兴伟，宋易华，马云龙，等 . 逐瘀通脉饮治疗中晚期下肢动脉硬化闭塞症介入术后疗效观察［J］. 河北中医，2015，37（9）：1303-1306.

［3］李强，于宗学，苗进 . 益气活血法预防糖尿病足腔内介入后再狭窄的观察［J］. 中医临床研究，2014，6（36）：61-63.

［4］马鲁波，于春利，刘剑刚，等 . 气血并治方联合西药治疗下肢动脉硬化闭塞症股动脉支架植入术后 60 例远期疗效观察［J］. 中医杂志，2012，53（11）：939-941，944.

# 案 23

# 仿生支架结合中医治疗下肢动脉跨关节病变

患者男性，73 岁。既往糖尿病、冠心病等病史。

**【主诉】**左下肢疼痛、皮肤破溃 20 余天。

**【症见】**神清，精神疲倦，左小腿青紫，左足跟两处皮肤溃疡，左足背大片瘀斑并伴有渗出，水疱伴破溃，左足轻度浮肿，皮温分界线位于胫骨粗隆处，右侧股动脉、腘动脉、足背动脉搏动可。左下肢动脉未触及。纳眠差，小便可，近 3 天有黑便。

**【辅助检查】**双下肢 CTA（2021 年 2 月 3 日江门市武邑中医院）：双下肢动脉硬化闭塞症；双侧股动脉节段性闭塞，左侧为著。

**【诊断】**

中医诊断：脱疽（湿热蕴毒）。

西医诊断：①下肢动脉硬化闭塞症。

②冠状动脉粥样硬化性心脏病（PCI 术后）。

③慢性心力衰竭。

④高血压 3 级（很高危组）。

**【诊治经过】**

首诊（2021 年 2 月 6 日）

[四诊]神清，神疲，左小腿青紫，左足跟两处皮肤溃疡，左足背大片瘀斑并伴有渗出，水疱伴破溃，左足轻度浮肿，纳眠差，小便可，近 3 天有黑便。皮温分界线位于胫骨粗隆处，右侧股动脉、腘动脉、足背动脉搏动可，左下肢动脉未触及。舌暗红，苔微黄腻，脉沉细。Rutherford：5 级。

[治疗]

（1）内治

水牛角 30g（先煎），玄参 10g，生地黄 10g，丹皮 10g，白芍 10g，赤芍 10g，牛膝 25g，防己 10g，知母 10g，黄芪 15g。

用法：日 1 剂，水煎服，浓煎至 200mL，早晚各 1 次，饭后温服。

术后第 2 天开始出现左足红肿明显，肤温明显升高，但左下肢溃疡处渗液较前减少，考虑血管再通后出现再灌注损伤。舌暗红，苔微黄腻，脉沉细，中医辨证以湿热蕴毒为主，治以清热凉血、散瘀解毒为法，方选外台秘要犀角地黄汤加减。犀角（水牛角代）凉血清心解毒，为君药。甘苦寒之生地黄，凉血滋阴生津，一助犀角（水牛角代）清热凉血止血，二恢复已失之阴血。赤芍、丹皮清热凉血、活血散瘀，故为佐药。本方原治热入血分证，起清热解毒、凉血散瘀之功。本例患者，蔡老用此方加减治疗下肢动脉血管成形术后再灌注损伤，疗效显著。方中加黄芪益气，知母养阴清热防黄芪燥热伤津，加牛膝补肝肾、引药下行，白芍活血养阴，防己利水消肿。

（2）外治

介入治疗：患者 20 天前开始出现左下肢疼痛症状，在当地医院行介入治疗，但术中发现左侧髂动脉闭塞（图 106），再通失败，其间迅速出现左下肢溃疡并加重，缺血症状明显。遂于 2 月 3 日转入我科。2 月 5 日行左下肢动脉造影＋周围血管非药物洗脱支架置入术。术中造影见：左侧股浅动脉起始段夹层，左侧髂动脉、股动脉夹层显影清晰。

以同轴导管技术经左侧髂动脉内膜下开通至左侧股浅动脉中段，予球囊扩张。然后穿刺右股动脉，Cobra 导管超选至左侧股浅中段，换成用椎管真腔内开通左腘动脉（图 107、图 108）。于左髂至左腘全程植入 Supera 支架共 5 枚。复造影示：双髂、双股、左侧股浅、左侧胫前显影可。

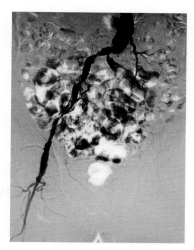

图 106　术中造影左侧髂动脉闭塞

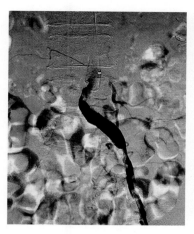

图 107　术中开通左侧髂动脉

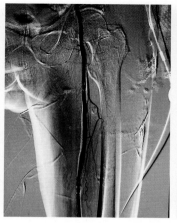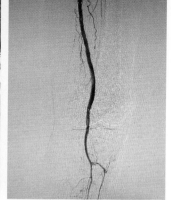

图 108　股浅动脉、腘动脉支架植入术后造影

二诊（2021 年 2 月 9 日）

［四诊］神清，神疲，左小腿少许青紫，左下肢溃疡渗出较前减少，左足少许浮肿，纳眠差，小便可。左下肢肤温可，左下肢股动脉、腘动脉、胫前动脉可触及搏动。舌暗红，苔微黄腻，脉沉细。Rutherford：5 级。

［治疗］

内治

水牛角 30g（先煎），玄参 10g，生地黄 10g，丹皮 10g，白芍 10g，赤芍 10g，牛膝 25g，防己 10g，知母 10g，黄芪 30g，白术 15g，党参 15g。

用法：日 1 剂，水煎服，浓煎至 200mL，早晚各 1 次，饭后温服。

患者服药 3 剂，左足红肿较前缓解，肤温可，左下肢溃疡处少许渗液，纳眠差，头晕乏力，舌暗红，苔微黄腻，脉滑。仍可以清热凉血、散瘀解毒为法，但可在上方基础上重用黄芪、加白术、党参健脾益气。

【讨论】

下肢动脉缺血性疾病本质上是瘀血阻滞经络，经络不通，津液输布失调，形成痰湿，痰瘀互结，郁久化热、生毒、终成湿热瘀毒。其基本病机可用虚和瘀来概括，而热毒则是血瘀进一步发展的病理产物；特别是在下肢动脉血运得到充分重建的情况下，患者血运恢复使疾病的主要矛盾从肢体缺血向肢体缺血再灌注导致局部肢体肿胀、红肿、渗液，甚至全身炎症反应加重，最终多器官衰竭，这正是中医理论认为血瘀向热毒进一步发展的过程，故下肢缺血再灌注损伤的治疗当以清热解毒利湿、凉血祛瘀为主。在下肢缺血再灌注损伤治疗中，以清热解毒、化瘀止血、凉血活血为法，在巩固下肢动脉血运重建术后效果的同时，加强全身免疫，为治疗下肢缺血再灌注损伤带来新的思路。本例患者治以清热凉血、散瘀解毒为法，蔡老选犀角地黄汤加减，疗效显著。

介入腔内治疗方面，该患者左侧髂动脉至股浅动脉闭塞，再通后于左侧髂动脉至腘动脉全程行 Supera 支架植入术，随访至今，疗效尚可。

（朱晓峰　刘文导）

# PMT 结合中医治疗下肢深静脉血栓形成

患者男性，85 岁。既往前列腺增生、12 胸椎压缩性骨折行椎骨成形术后病史。

**【主诉】**反复双下肢肿胀 5 年，再发并加重 2 月。

**【症见】**神清，精神可，双下肢肿胀明显，双小腿红热，纳眠可，二便调。舌暗红，苔白腻，脉细。

**【辅助检查】**彩超（2021 年 3 月 8 日中山一院）：左下肢深静脉血栓形成，（左侧髂总、股浅、股深、腘、胫后、腓静脉狭窄 100%）。彩超（2021 年 4 月 12 日我院）：左侧大隐静脉瓣膜功能不全，左右下肢静脉血流通畅。

**【诊断】**

中医诊断：股肿（湿热下注）。

西医诊断：①下肢深静脉血栓形成。
　　　　　②腰椎退行性病变。

**【诊治经过】**

首诊（2021 年 4 月 12 日）

[四诊] 神清，精神可，双下肢重度水肿，双小腿潮红灼热，纳眠可，二便调。舌暗红，苔白腻，脉细。

[治疗]

（1）内治

麻黄 5g，连翘 15g，赤小豆 30g，杏仁 10g，苏梗 10g，生姜 10g，玄参 15g，当归 10g，金银花 30g，细辛 5g，黄芪 30g，防己 15g。

用法：日 1 剂，水煎服，浓煎至 200mL，早晚各 1 次，饭后温服。

患者舌暗红，苔白腻，脉细，目前辨证以湿热下注为主，治以麻黄连翘赤小豆汤合四妙勇安汤加减。方中麻黄、杏仁、生姜加细辛意在辛温宣发，从表散水湿，加防己利水消肿，紫苏梗理气，连翘、赤小豆苦寒清热解毒，再加四妙勇安汤（金银花、玄参、当归、甘草）清热解毒、活血止痛，黄芪益气扶正利水。诸药合用，有清热利湿、解毒消肿、活血止痛之功。

（2）外治

介入治疗：患者 5 年前开始出现反复双下肢水肿，行走后加重，经门诊中药治疗后可缓解，但仍时有反复，2019 年 8 月彩超提示右下肢静脉血栓形成，并行下腔静脉滤器置入术，口服抗凝药治疗。2 天前再次出现双下肢肿胀，门诊予抗凝治疗无效，于 2021 年 4 月 10 日住院。考虑患者双下肢水肿症状与复查彩超结果不符，不排除髂静脉血栓形成可能，于 4 月 13 日行造影：双侧髂静脉闭塞，下腔静脉未见显影，并可见周围大量迂曲静脉属支。于 4 月 15 日行下肢静脉栓子去除术，穿刺双侧股静脉，予尿激酶溶栓，并应用 AngioJet Zelante DVT 进行血栓抽吸，复造影提示：双侧髂静脉及下腔静脉仍狭窄大于 50%，术中患者频发室速，遂结束手术。术后第 2 天出现阴囊水肿（图 109），考虑与静脉回流受阻相关。

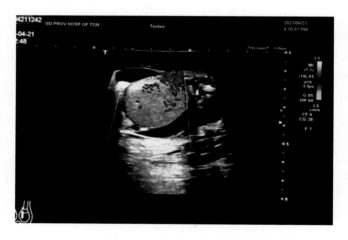

图 109　术后阴囊彩超

二诊（2021 年 4 月 15 日）

［四诊］神清，精神稍倦，双下肢轻度肿胀，乏力，行走不适，双小腿肤温正常，纳眠差，二便调。体查发现阴囊水肿较前明显缓解。舌暗红，苔白腻，脉细。

［治疗］

内治

麻黄 5g，连翘 15g，赤小豆 30g，杏仁 10g，苏梗 10g，生姜 10g，玄参 15g，当归 10g，金银花 20g，细辛 5g，黄芪 30g，防己 15g，党参 30g，白术 15g，炙甘草 5g。

用法：日 1 剂，水煎服，浓煎至 200mL，早晚各 1 次，饭后温服。

首诊后服药 3 天，阴囊水肿明显缓解，患者纳差、乏力，脾虚明显，遂在原方的基础上，加党参、白术益气健脾。

【讨论】

机械血栓清除设备联合溶栓药物，即提高血栓清除效率，又同时减少了溶栓药物的剂量，缩短了治疗时间，迅速缓解症状，并且保留了静脉瓣膜功能，降低 PTS 的发生率。应当注意的是，机械血栓清除时会破坏红细胞，释放的血红蛋白通过肾脏排泄导致血红蛋白尿。因此，术中注意控制血栓清除的时间，术后应积极水化和碱化尿液，可降低血红蛋白尿的发生率。

血栓抽吸对于急性下肢静脉血栓形成的治疗具有立竿见影之效，但对于高龄和合并心脏疾患的患者，抽栓过程中易出现胸闷等不适，本病例即术中发生频发室速，只能中止手术。

当介入治疗效果欠佳时，通过中医辨证施治，很好地解决了患者的不适症状。本病例术后第 2 天出现重度阴囊水肿、鞘膜积液，考虑为下腔静脉、髂静脉血栓静脉回流受阻所致，蔡老辨证认为以湿热下注为主，应用清利湿热之麻黄连翘赤小豆汤合四妙勇安汤治疗，效如浮鼓。如果只关注血瘀，一味通过活血化瘀治疗，疗效将不会满意。

（朱晓峰　刘文导）

# 腔内热消融结合中医治疗下肢静脉曲张

患者男性，50 岁。既往甲减、酒精肝病史。

【主诉】左下肢反复皮肤溃疡 2 年余。

【症见】神清，精神疲倦，双下肢皮肤色素沉着，左下肢反复皮肤溃疡，流黄水，伴左小腿红肿，稍疼痛，瘙痒明显，肤温高，纳眠可，二便调。舌淡，苔白润，脉数。

【辅助检查】彩超（2021 年 4 月 25 日）：左侧股总静脉、股浅静脉瓣膜功能不全。左侧大隐静脉曲张（腹股沟段内径 10.5mm，膝内段内径 5mm）。

【诊断】

中医诊断：筋瘤（湿热内阻）。

西医诊断：①下肢静脉曲张伴有溃疡和炎症。

②原发性甲状腺功能减退症。

③肝硬化。

首诊（2021 年 4 月 25 日）

［四诊］神清，精神疲倦，左下肢多处皮肤溃疡，淡黄色渗出，伴左小腿红肿，疼痛，皮肤瘙痒，肤温高，双小腿皮肤色素沉着，腹部青筋迂曲扩张，纳眠可，二便调。舌淡，苔白润，脉数。

［治疗］

（1）内治

薄荷 5g，连翘 10g，黄芩 10g，射干 10g，藿香 10g，白蔻仁 10g，茵陈 10g，石菖蒲 10g，滑石 30g，通草 10g，地肤子 15g，徐长卿 30g，紫草 15g。

用法：日 1 剂，水煎服，浓煎至 200mL，早晚各 1 次，饭后温服。

患者 2 年前开始出现左下肢皮肤青筋迂曲扩张，伴色素沉着，瘙痒明显，搔抓后反复皮肤溃疡。目前局部红热，考虑合并感染，素喜啤酒，化生湿浊，身形肥胖，平素久坐，舌淡，苔白润，脉数，目前辨证以湿热内阻为主，治以甘露消毒丹清利三焦湿热重用滑石、茵陈、黄芩，其中滑石利水渗湿，清热解暑，两擅其功，茵陈善清利湿热而退黄，黄芩清热燥湿，泻火解毒。三药相合，正合湿热并重之病机，共为君药。湿热留滞，易阻气机，故臣以石菖蒲、藿香、白蔻仁行气化湿，醒脾和中，令气畅湿行，加通草通清热利湿通淋，导湿热从小便而去，以益其清热利湿之力。热毒上攻，故佐以连翘、射干、薄荷清热解毒、散结消肿。皮肤痒，加地肤子、徐长卿、紫草清热凉血、祛风止痒。

（2）外治

①介入治疗：患者于 2021 年 4 月 25 日行左下肢静脉腔内闭合术＋静脉注射硬化药，术中针对左侧大隐静脉主干行消融，并针对左足外踝曲张静脉区域超声引导下进行泡沫硬化，术后 B 超可见左侧大隐静脉主干闭合良好，曲张静脉泡沫硬化剂填充良好。

②穿戴弹力袜：增强腓肠肌收缩力，减轻静脉压力，促进静脉回流，降低静脉曲张再发可能。

③其他：外用大黄、乌梅、五倍子沐足，四黄消炎洗剂外洗溃疡处以利湿止痒。

二诊（2021 年 4 月 26 日）

患者行左下肢静脉腔内闭合术＋静脉注射硬化药术后 1 天，神清，精神可，左下肢皮肤青筋迂曲扩张缓解，无明显瘙痒，皮肤溃破处渗液减少。舌淡黄，苔白黄，脉数。目前辨证仍以湿热为主，继续予原方甘露消毒丹加减清利三焦湿热。

【讨论】

岭南地区靠近北回归线，属亚热带湿润季风气候，北有岭南山脉阻挡寒风，东南又有海风调节，温暖湿润为气候的显著特色，雨量丰沛，光照充足，热量丰富，故湿热之邪较盛。居民喜食海鲜及煎炸辛热之品，日久损伤脾胃，内生湿热。《素问·阴阳应象大论》："地之湿气，感则害人皮肉筋脉。"下肢静脉曲张多为湿热瘀阻所致，久居湿地，湿热日久，阻遏气机，血行不畅，瘀血阻滞，则脉道涩滞，久之脉络扩张充盈。手术为金刃之伤，损伤人体正常血脉，血不循经而行，溢于脉外，血液凝滞，与体内湿热交结，阻遏气机，气不行则血停为瘀，不通则痛；血脉不通，营血回流障碍，水津外溢皮下、肌肉间而成肿胀；血得温则行，然静脉腔内激光治疗属于热损伤，温热太过则易煎灼津液，故以"热、湿"为主，治疗应以清热利湿为法。

随着各种新技术的推广及发展，射频消融闭合术等微创治疗已逐步取代传统手术，而成为下肢静脉曲张治疗的首选。与传统手术治疗比较，射频闭合术治疗的优势在于：不需要切开组织寻找大隐静脉，可减轻对股动静脉的损伤和患者痛苦；局部麻醉下可以完成，术后即刻恢复正常活动，减少了术后血栓的风险；减少了术中出血量，缩短了手术时间，有助于保障患者安全；主干完全闭塞率高，且可满足患者对美观的要求，目前许多医家推荐其可作为开放手术的有效替代方案，极大地压缩手术时间。

本病例在辨治中，注重从病因入手，患者长期大量饮啤酒，化生湿浊，体胖久坐致湿浊瘀滞。介入射频消融，配合中医辨证施治，快速缓解患者迁延不愈两年的溃疡。

（朱晓峰　刘文导　郝淑芳）

# 逆穿技术结合中医治疗下肢动脉闭塞症

患者男性，88 岁。既往高血压、2 型糖尿病病史。

【主诉】左足背红肿疼痛 2 个月。

【症见】神清，精神可，左下肢水肿，左足背红肿疼痛，左下肢冰凉，纳一般，眠可，二便调。

【查体】左下肢肿胀，左足背皮肤红肿，双足肤温低，双侧股动脉搏动可，左腘动脉及足背动脉搏动未触及，右腘动脉及足背动脉搏动减弱。Rutherford：4 级。

【辅助检查】双下肢 CTA（2021 年 3 月 16 日）：左侧髂总至股浅动脉中段长段闭塞，双侧腘、胫前轻度狭窄（图 110、图 111）。

【诊断】

中医诊断：脱疽（气虚痰热，湿瘀内阻）。

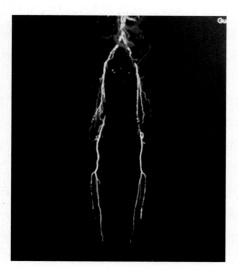 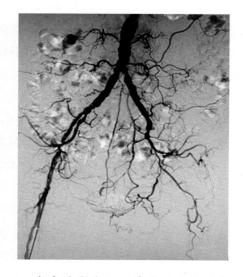

图 110　术前双下肢 CTA　　　图 111　术中造影左侧髂外至股浅动动脉闭塞

西医诊断：①下肢动脉硬化闭塞症。

②2 型糖尿病伴有并发症。

③高血压 1 级（低危组）。

【诊治经过】

首诊（2020 年 3 月 17 日）

［四诊］神清，精神可，左下肢水肿，足端冰凉，左足背红肿疼痛，纳一般，眠可，二便调。

双侧股动脉搏动可，左腘动脉及足背动脉搏动未触及，右腘动脉及足背动脉搏动减弱。舌淡暗，苔薄白，脉沉细。Rutherford：4 级。

［治疗］

（1）内治

黄芪 30g，当归 15g，麦冬 10g，干石斛 15g，炙甘草 5g，赤芍 10g，牛膝 25g，白芍 10g。

用法：日 1 剂，水煎服，浓煎至 200mL，早晚各 1 次，饭后温服。

患者两个月前即出现左足背红肿疼痛，门诊予抗感染等治疗后无效，疼痛症状加重，于 3 月 15 日入住我科。本病病因是年高，正气亏虚，气虚则瘀血内生，气虚运化无力而致痰湿内阻，痰热湿瘀内阻，病机为气虚痰热，湿瘀内阻，为本虚标实之征象，方用顾步汤加减。治疗上，已予抗生素治疗，蔡老认为抗生素有中药清热解毒之功，故中药汤剂去金银花，重用黄芪补气行血，麦冬、石斛养阴，牛膝补肝肾、强筋骨、引药下行，重用利水消肿，当归益气养血活血，扶正祛瘀；赤芍、白芍、炙甘草合用，祛瘀舒筋止痛。本方攻补兼施，可达消瘀而不伤正之功。

（2）外治

介入治疗：3 月 18 日行左下肢动脉造影 + 周围血管非药物洗脱支架置入术。术中造影见：右髂总至股总重度狭窄，左髂外闭塞，左股总经侧支循环显影，正向开通失败，遂穿刺左腘动脉，逆向开通左腘、股、髂外动脉成功，置入支架 3 枚（图 112）。复造影示左髂外至股浅、腘动脉显影清晰。

二诊（2020 年 03 月 17 日）

［四诊］神清，精神可，左下肢水肿较前减轻，左足背红肿减轻，无明显疼痛，左下肢肤温正常，纳眠可，二便调。舌淡暗，苔薄白，脉沉细。

［治疗］

本病例下肢血管病变严重，经介入再通成功后，下肢缺血症状明显减轻，继续结合中药顾步汤加减口服。后患者左下肢疼痛消失，无肿胀出院。

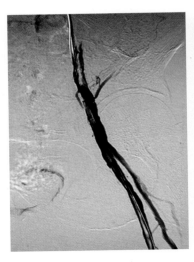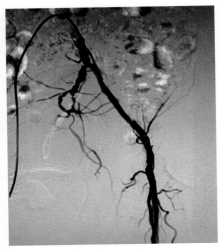

图 112    逆向开通左腘、股动脉、髂外动脉后造影

**【讨论】**

介入方面，本病例左髂外动脉闭塞，经翻山正向开通失败，随后穿刺左腘动脉，导丝可通过闭塞段，逆向开通左腘、股、髂外动脉成功。此类病例，近端髂股动脉病变正向开通失败者，本中心经验是：穿刺远端流出道动脉如足背动脉、胫前动脉、胫后动脉或腘动脉，逆向开通闭塞血管，往往事半功倍，最终获得手术成功，值得临床推广。同时，介入治疗前后予顾步汤加减口服以补气滋阴、活血化瘀，顾步汤化裁之中，主张重用牛膝、黄芪，牛膝 25g 以上，黄芪 30g 以上，蔡老认为重用牛膝，可通降水道，增强祛湿消肿之力，促进足部红肿消退，他也常在泌尿系结石导致肾功水肿的患者中，使用牛膝。黄芪作为补气固表的外科圣药，蔡老认为如无大量，则效欠佳，主张重用，以古方今用，益气固表加强围介入治疗期临床疗效。

（郝淑芳　刘文导）

# 药物洗脱球囊结合中医治疗下肢动脉硬化闭塞症

患者男性，74 岁。既往高血压、2 型糖尿病、脑梗死病史。

【主诉】双下肢皮肤瘀黑，左足第 5 趾及右小腿中段溃烂疼痛 20 余天。

【症见】神清，精神疲倦，双小腿及以下皮肤瘀黑，浮肿，局部瘙痒，左足第 5 趾及右小腿中段溃烂疼痛，活动后明显，活动后少许气促，纳眠一般，二便调。

【查体】双下肢小腿及以下皮肤瘀黑，左足第 5 趾溃烂，可见渗液，右小腿中段前侧可见一大小约 3cm×4cm 溃疡，少许渗液，左小腿及左足肤温低，双侧股动脉搏动可，双侧腘动脉搏动减弱，双侧胫前、胫后、足背动脉搏动未触及（图 113）。

【辅助检查】双下肢 CTA（2021 年 4 月 7 日）：双侧股总动脉轻中度狭窄，双侧股浅动脉重度狭窄，双侧股深动脉中度狭窄，远端闭塞，双侧胫后、胫前、胫腓干及腓动脉长段闭塞（图 114）。

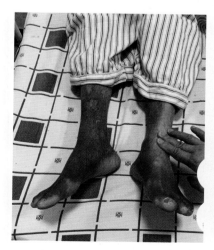

图 113　术前双下肢情况

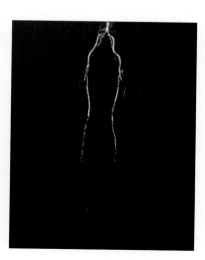

图 114　术前双下肢 CTA

**【诊断】**

中医诊断：脱疽（气虚痰热，湿瘀内阻）。

西医诊断：①下肢动脉硬化闭塞症。

②2 型糖尿病伴有并发症。

③高血压 3 级（很高危组）。

④慢性心力衰竭。

⑤脑梗死。

**【诊治经过】**

首诊（2021 年 4 月 7 日）

［四诊］神清，疲倦，乏力，双侧小腿及以下皮肤瘀黑，伴浮肿，局部瘙痒，左足第 5 趾及右小腿中段溃烂疼痛，活动后明显，活动后少许气促，纳眠一般，二便调。左小腿及左足肤温低，双侧股动脉搏动可，双侧腘动脉搏动减弱，双侧胫前、胫后、足背动脉搏动未触及。舌淡胖苔干，脉沉细。

［治疗］

（1）内治

黄芪 30g，当归 10g，麦冬 10g，干石斛 15g，玄参 10g，金银花 30g，丹参 10g，赤芍 10g，毛冬青 30g，牛膝 15g，三七 10g，白芍 10g。

用法：日 1 剂，水煎服，浓煎至 200mL，早晚各 1 次，饭后温服。

患者 20 天前开始出现双下肢皮肤瘀黑，经急诊处理，予以活血化瘀中药治疗无效，2 天前出现左足第 5 趾及右小腿中段溃烂疼痛，溃烂进展迅速，结合双足色素沉着，考虑合并感染，中医辨证为湿热下注，舌淡胖苔干，属气虚阴虚。本病病因是年老体弱，正气亏虚，气虚则瘀血内生，气虚运化无力而致痰湿内阻，痰热湿瘀内阻，病机为气虚痰热，湿瘀内阻，为本虚标实之征象，方用顾步汤加减。重用黄芪补气，热象明显重用金银花、毛冬青清热解毒，麦冬、玄参、石斛清热养阴、扶正祛毒，当归、丹参、三七活血化瘀止痛，予赤芍、白芍祛瘀舒筋止痛。本方攻补兼施，可达消瘀而不伤正之功。

（2）外治

介入治疗：4 月 8 日行左下肢动脉造影＋左下肢动脉血管腔内成形术。术中造影见：左髂外狭窄，左股浅多发中重度狭窄，膝下三支血管长段闭塞（图 115 ～ 117）。左侧股浅药物洗脱球囊扩张成形后，依次球囊扩张左胫后及胫腓干、腓动脉闭塞段。复造影示：左股浅、左胫后及胫腓干、腓动脉显影清晰（图 118）。

二诊（2021 年 4 月 9 日）

［四诊］神清，精神改善，双下肢小腿及以下皮肤瘀黑，浮肿消退，左足第 5 趾及右小腿中段溃烂，疼痛减轻，无气促，纳眠可，大便干结难解，小便调。舌淡胖苔干，脉沉细。

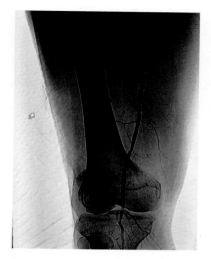

图 115　左股浅动脉多发中重度狭窄

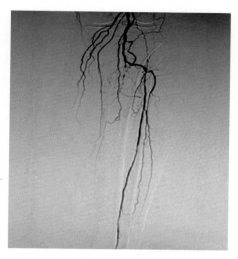

图 116　左胫前动脉、腓动脉闭塞

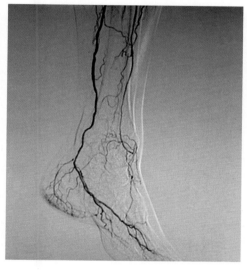

图 117　左胫后动脉多发中－重度狭窄

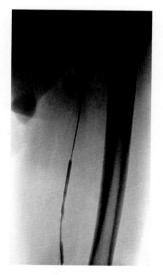

图 118　开通股浅动脉狭窄段

［治疗］

内治

中药予原方加生地黄 15g，肉苁蓉 10g，合原方之玄参、麦冬为增液汤并加肉苁蓉以加强润肠通便之功。动脉介入术后，患者需要下肢制动并卧床 8～12 小时，故许多患者术后会出现大便干结，此时宜应用增液汤或肉苁蓉、火麻仁等润肠通便之方药，每获良效，而不宜应用大黄、芒硝等峻下之药，恐进一步耗伤正气。

【讨论】

本病例以膝下动脉病变长段闭塞为主，经介入再通成功后，左下肢肤温明显改善，疼痛减轻，继续结合中药顾步汤加减口服，左下肢疼痛消失，溃疡好转无渗液出院，展现了中西医结合治疗周围血管病的优势。

介入方面，本病例股浅动脉多发重度狭窄，且膝下三支动脉长段闭塞，血管病变严重，导丝通过狭窄段后，如果应用普通球囊扩张，可能出现术后短期内再狭窄，复发率高，而选用药物洗脱球囊扩张，可以大大减少术后短期内再狭窄的发生率，提高临床疗效。而且药物洗脱球囊的应用，可减少支架的使用，符合"leaving nothing behind"的最新理念。

（郝淑芳　刘文导　黄亚兰）

# 腔内减容技术结合中医治疗在下肢动脉硬化闭塞的应用

患者女性，83 岁。既往肾病综合征病史，曾于 2018 年行房间隔缺损封堵术。

【主诉】左足足趾破溃 3 月余，加重 10 余天。

【症见】神清，精神疲倦，左足足趾破溃疼痛，少许渗液，左下肢稍肿胀，纳眠可，二便调。舌淡暗，苔薄白，脉弦细数。

【查体】左足足趾破溃，少许渗液，左下肢轻度凹陷性水肿，局部皮肤色素沉着，左足肤温低，左侧腘动脉、足背动脉、胫后动脉未触及。双侧股动脉、右腘动脉搏动可。Rutherford：6 级。

【辅助检查】双下肢 CTA（2021 年 1 月 19 日）：双侧股总、右腘轻度狭窄，右股浅中度狭窄，左侧股浅至腘动脉全程长段闭塞，左腘动脉瘤形成，左胫腓干、双侧胫前长段闭塞（图 119）。

【诊断】

中医诊断：脱疽（气虚湿热蕴毒）。

西医诊断：①下肢动脉硬化闭塞症。

②高血压 3 级（很高危组）。

③高脂血症。

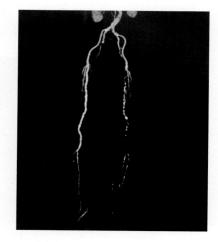

图 119　术前双下肢 CTA

【诊治经过】

首诊（2021 年 3 月 15 日）

［四诊］神清，精神疲倦，左足足趾破溃疼痛减轻，少许渗液，左下肢肿胀缓解，纳眠可，二便调。左足足趾破溃，少许渗液，左下肢轻度凹陷性水肿，局部皮肤色素沉着，左足肤温可，左侧腘动脉、足背动脉、胫后动脉可触及。双侧股动脉、右腘动脉搏动可。舌淡暗，苔薄白，脉弦细数。Rutherford：6 级。

［治疗］

（1）内治

黄芪 30g，知母 10g，当归 15g，玄参 10g，金银花 30g，甘草 5g，毛冬青 30g，牛膝 25g，三七 10g，豨莶草 30g，苍术 15g，茯苓 10g。

用法：日 1 剂，水煎服，浓煎至 200mL，早晚各 1 次，饭后温服。

术后第 2 天患者疼痛症状减轻，但溃疡边界仍欠清，舌淡暗，苔薄白，脉弦细数，中医辨证以气虚湿热蕴毒为主，扶正兼祛邪，治以益气清热、解毒活血为法，方选四妙勇安汤加减。方中银花清热解毒，当归活血散瘀，玄参泻火解毒，甘草清解百毒。四药合用，既能清热解毒，又可活血散瘀，脱疽之长方也。

"四妙"者，言本方药仅四味，功效绝妙，量大力专，服药之后，勇猛迅速，使邪祛病除，身体健康，平安无虞，故称"四妙勇安汤"。另加黄芪补气托毒，气行则血行，加牛膝补肝肾、引药下行。三七以活血，毛冬青、豨莶草以清热解毒，苍术、茯苓健脾化湿。

（2）外治

介入治疗：3 月 15 日行左下肢动脉造影＋周围血管非药物洗脱支架置入术。术中造影见：左侧股浅至腘动脉全程未显影，左胫前、胫后起始段闭塞，远端可见流出道（图 120、图 121）。球囊导管真腔开通左股浅、腘至胫腓干，置入 straub Rotarex 机械血栓切除系统于股浅至胫腓干反复抽吸，后球囊扩张，复造影见左股浅、腘至胫腓干动脉血管内壁毛糙，散在充盈缺损，遂全程置入支架，复造影示左股浅、腘至胫腓干动脉显影清晰，足底动脉弓显影可（图 122、图 123）。

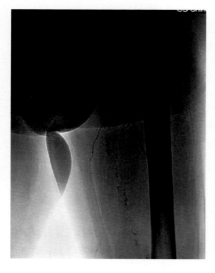
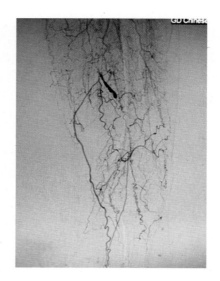

图 120　左侧股浅至腘动脉全程闭塞　　　图 121　左侧膝下动脉未见显影

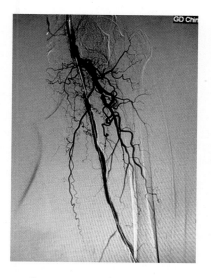

图 122　开通左侧股浅动脉

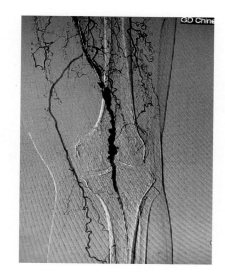

图 123　开通左侧腘动脉

**二诊**（2021 年 3 月 18 日）

［四诊］神清，精神改善，仍有乏力，左足趾破溃，疼痛减轻，溃疡出干爽，无明显渗液，左下肢不肿，纳眠可，二便调。舌淡暗，苔薄白，脉弦细。左足溃疡边界较前清晰。

［治疗］

患者诉乏力，考虑久病，加之介入手术，耗伤正气，气虚明显，予原方加重黄芪用量至 45g，大补元气。以利于术后正气恢复。

【讨论】

本例患者血管病变严重，左侧股浅至腘动脉全程闭塞，考虑动脉内血栓负荷量大，此类病例，导丝通过闭塞段后，如单纯普通球囊扩张，短期内极易出现再狭窄或闭塞，我们应用 straub Rotarex 机械血栓切除系统，进行减容，可大大减少血栓负荷，但抽栓减容后，再行球囊扩张，复造影仍可见左股浅、腘动脉至胫腓干动脉内壁毛糙，散在充盈缺损，故置入支架以进一步改善血供。中西医合治，中药辨证以名方"四妙勇安汤"加减，益气健脾活血，注重清热祛湿解毒，二诊时注重补气固元，以大剂量黄芪扶正，标本兼治，正如蔡老所提倡的分期治疗，早期清热解毒，后期扶正固本。

（郝淑芳　刘文导）

# 下肢动脉成形治疗后栓子脱落的介入与中医处理

患者男性，78 岁。既往高血压、糖尿病等病史。

【主诉】右足踝皮肤红肿、溃烂 10 余天。

【症见】神清，精神疲倦，右下肢少许麻木，右足稍凉伴轻度浮肿，右足踝破溃渗液，疼痛难忍，纳可，眠差，二便调。

【查体】双下肢皮肤干燥，毳毛稀疏，双足靴区皮肤色素沉着，双下肢肤温低，右下肢轻度凹陷性水肿，肤色潮红，右足踝破溃渗液，双侧股动脉搏动可，右侧腘动脉搏动减弱，右足背动脉搏动未触及。Rutherford：6 级。

【辅助检查】双下肢 CTA（2021 年 3 月 12 日）：右侧胫前动脉、胫腓干动脉轻度狭窄，右侧胫后动脉远端闭塞，余双侧下肢动脉轻度狭窄（图 124、图 125）。

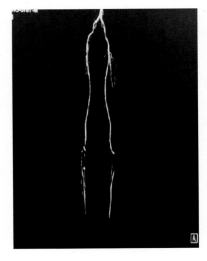
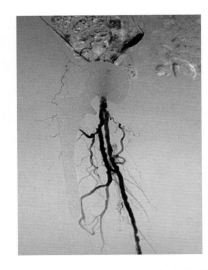

图 124　术前双下肢 CTA　　　图 125　右髂、股、腘动脉多发狭窄

**【诊断】**

中医诊断：脱疽（气虚湿热瘀阻）。

西医诊断：①下肢动脉硬化闭塞症。

　　　　　②2 型糖尿病伴有并发症。

　　　　　③高血压 3 级（很高危组）。

　　　　　④脑梗死（左侧额叶）。

**【诊治经过】**

首诊（2021 年 3 月 16 日）

［四诊］神清，精神可，右下肢少许麻木，右足肤温可，水肿较前缓解，右足踝破溃渗液，疼痛较前缓解，纳可，眠差，二便调。双下肢皮肤干燥，毳毛稀疏，双足靴区皮肤色素沉着，右足踝破溃渗液，双侧股动脉搏动可，右侧腘动脉搏动可，右足背动脉搏动可触及。Rutherford：6 级。

［治疗］

（1）内治

金银花 15g，丹参 10g，粉萆薢 15g，车前子 10g，紫花地丁 15g，土茯苓 15g，徐长卿 30g，牛膝 25g，白芍 15g，赤芍 15g，黄芪 30g，苍术 10g，黄柏 10g，薏苡仁 15g。

用法：日 1 剂，水煎服，浓煎至 200mL，早晚各 1 次，饭前温服。

该患者术前右下肢动脉病变以膝下为主，术中出现栓子脱落，经抽栓、溶栓治疗后再通成功。但结合右足踝部溃烂位置位于外踝处而非肢端，考虑缺血不严重，结合双足靴区皮肤色素沉着，考虑为静脉曲张致淤积性皮炎，溃疡应为静脉性。中医辨证为气虚湿热瘀阻，治以补气活血、清热祛湿为法，方选五神汤合萆薢渗湿汤加减。本方紫花地丁是清热解毒良药，清血分热毒，牛膝活血补肝肾，引药下行为佐。金银花、紫花地丁、土茯苓、车前子、牛膝为五神汤，本方虽简单，但清热解毒祛湿热效强。萆薢、薏苡仁、黄柏、赤苓取自萆薢渗湿汤，有清热渗湿、凉血活血的功效。另外加黄芪加强补气，徐长卿加强清热解毒之功，加丹参、白芍加强活血，苍术燥湿。诸药合用，共奏补气活血、清热祛湿之功。

（2）外治

介入治疗：于 3 月 16 日行右下肢动脉造影＋右下肢动脉血管腔内成形术。术中穿刺左股动脉，造影见：右髂动脉、股动脉、腘动脉轻度狭窄，右胫前动脉及腓动脉近端重度狭窄，右胫腓干动脉闭塞，右胫后动脉远端闭塞，无流出道，球囊扩张成形后造影示：右胫腓干动脉及胫前动脉近段闭塞，考虑栓子脱落，应用多功能导管抽栓，可抽出条状、碎块状栓子，复造影示：右胫前、胫腓干及腓动脉近端闭塞段开通良好，显影清晰，血流流速好（图 126）。

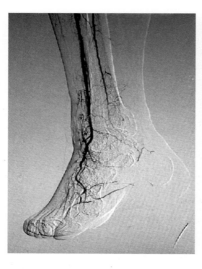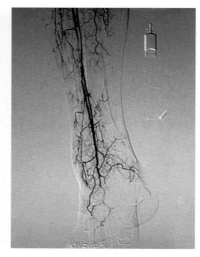

图 126 开通右胫腓干动脉及胫前动脉闭塞段后造影

二诊（2021 年 3 月 19 日）

［四诊］

神清，精神欠振，右下肢少许麻木，右足无浮肿，右足踝破溃处无明显渗液，轻度疼痛，纳可，眠安，二便调。舌暗红，苔薄白，脉弦细。

［治疗］

患者介入术后右足肿胀减轻，破溃处渗液减少，疼痛减轻，中药原方继服。

【讨论】

中医方面，本例患者为脱疽，辨证予以补气活血、清热解毒凉血为法，方选五神汤合萆薢渗湿汤加减。同时使用大剂量黄芪扶正，攻补兼施，标本同治。本病例中，介入注重解决动脉闭塞，但中医辨证考虑，应结合患者溃疡位置及缺血情况进行局部辨证，认为患者溃疡为静脉性，为静脉瘀滞所致，从湿毒入手，从清热解毒凉血施治，取得良效。

介入方面，下肢动脉血管腔内成形术中，最严重的并发症是术中栓子脱落，沿血流方向栓塞至末梢动脉，患者往往迅速出现远端足趾急性缺血坏死，俗称"垃圾腿"，往往需要急诊截肢处理。本病例球囊扩张成形后造影提示右胫腓干及胫前近段闭塞，考虑栓子脱落，立即应用多功能导管抽栓，可抽出条状、碎块状栓子，复造影：右胫前、胫腓干及腓动脉近端闭塞段开通良好，显影清晰，血流流速好。术中发现栓子脱落后，立即进行粗导管如多功能导管等抽栓，往往可以抽出急性掉落的血栓，避免截肢风险，值得临床推广。故成形术后全程造影复查尤其重要，特别要注意远端末梢血管栓塞的可能，此类患者一般会出现急性突发剧烈的趾端疼痛，术后要重视患者临床症状变化，及时发现栓子脱落的并发症。

（郝淑芳 刘文导）

# 四妙勇安汤结合腔内治疗重度下肢动脉缺血

患者男性，84 岁。既往糖尿病、高血压病史。

**【主诉】**双足第 1 趾及第 5 趾根部外侧疼痛破溃 1 月余。

**【症见】**神清，精神疲倦，双足第 1 趾及第 5 趾根部外侧疼痛破溃，伴渗液味臭，双足肿胀，双下肢乏力，活动轻度受限，以右侧为甚，纳眠可，时有小便失禁，夜尿多，3～4 次，大便调。

**【查体】**双足第 1 趾及第 5 趾根部外侧破溃，伴渗液，右侧股动脉搏动减弱，右侧腘动脉、双侧足背动脉搏动未触及，双足肤温低，左侧股动脉搏动可。舌淡暗，苔薄白，脉弦。

**【辅助检查】**双下肢 CTA（2021 年 3 月 18 日）：①腹主动脉下段、双侧髂总动脉、髂内外动脉多发粥样溃疡形成，左侧髂总动脉、双侧髂内动脉增宽，左侧髂内及髂外动脉管壁厚壁血栓形成。②左侧股总动脉、股浅动脉多发局限性重度狭窄，左侧胫前动脉全程闭塞，左侧胫后动脉近段管腔重度狭窄，中段断续显影，局部闭塞。右侧股浅动脉近段节段性闭塞，范围长约 20.9cm，周围见侧支血管形成，右侧胫前动脉全程闭塞，右侧胫腓干闭塞（图 127、图 128）。

**【诊断】**

中医诊断：脱疽（气虚湿热瘀阻）。

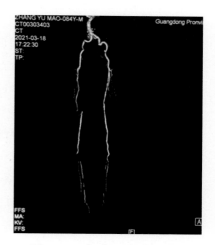

图 127　术前双下肢 CTA

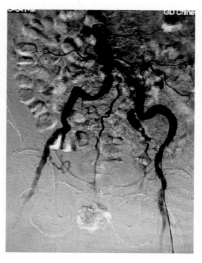

图 128　术中双侧髂、股动脉造影

西医诊断：①下肢动脉硬化闭塞症（Rutherford：6 级）。

②2 型糖尿病足病。

③高血压病 3 级（很高危组）。

④2 型糖尿病伴有并发症。

**【诊治经过】**

首诊（2021 年 3 月 18 日）

[四诊] 神清，疲倦，乏力，双足第 1 趾及第 5 趾根部外侧疼痛破溃，渗液不多，味臭，双足肿胀，活动受限，纳眠可，时有小便失禁，夜尿多，3 ～ 4 次，大便调。舌质淡暗，苔薄黄，脉弦。查体：右侧股动脉搏动减弱，右侧腘动脉、双侧足背动脉搏动未触及，双足肤温低，左侧股动脉搏动可。

[治疗]

（1）内治

黄芪 30g，山萸肉 15g，当归 10g，玄参 15g，金银花 15g，补骨脂 10g，益智仁 10g，桑螵蛸 15g，牛膝 25g，甘草 5g。

用法：水煎服，日 1 剂，早晚各 1 次，饭后温服。

患者年逾八旬，年老体弱，久病耗气，心脾肾虚，气血生化不足，气为血之母，气虚则无以行血，血滞而成瘀，肾阳虚，温煦无力，湿浊内生，湿久化热，湿热瘀阻脉络，发为"脱疽"。精神疲倦，双下肢乏力，时有小便失禁，夜尿多，3 ～ 4 次，舌质淡，故属气虚；双足第 1 趾及第 5 趾根部外侧疼痛破溃，伴渗液味臭，双足肿胀，舌暗，苔薄白，脉弦故属湿热瘀阻。四诊合参，本病病位在下肢，病机为气虚湿热瘀阻，病性属本虚标实，标本兼治，治以益气补肾、清热活血为法，用四妙勇安汤加减。重用金银花清热解毒为君，玄参滋阴清热为臣，当归和血和营为佐药，甘草和中解毒为使药；四药合用，既能清热解毒，又能活血散瘀，尤其适用于脱疽溃烂、热毒正盛，而阴血耗伤者。本例患者久病耗气，加之年高肾虚，固摄无力，故时有小便失禁，夜尿多，重用黄芪 30g 益气，山萸肉、益智仁、桑螵蛸补肾缩尿止遗，牛膝重用 25g 补肝肾、通经络，且引药下行，使药直达病所。

（2）外治

介入治疗：于 3 月 22 日行右下肢动脉造影 + 周围血管非药物洗脱支架置入术。术中造影见：右侧股浅动脉长段闭塞，远端可见流出道（图 129）。球囊扩张成形后，于右股浅置入支架 1 枚，导管至腘动脉造影示：右胫前动脉闭塞，右胫腓干动脉重度狭窄局部闭塞，右胫后动脉及腓动脉近端闭塞，远端可见流出道，

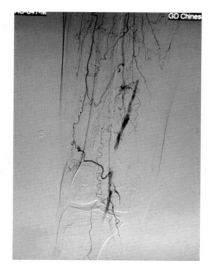

图 129　右侧股浅动脉长段闭塞

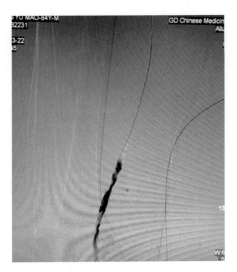

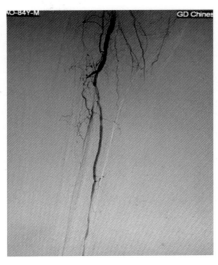

图 130　开通右侧股浅动脉闭塞段　　　图 131　开通右侧胫腓干及右胫后动脉后造影

应用球囊扩张，复造影示：右侧胫腓干动脉及右胫后动脉显影良好（图 130、图 131）。

二诊（2021 年 3 月 24 日）

[四诊] 神清，精神可，双足第 1 趾及第 5 趾外侧破溃，疼痛减轻，渗液减少，双足仍肿胀，纳眠可，时有小便失禁，夜尿多，3～4 次，大便调。舌淡暗，苔薄白，脉弦。

[治疗]

介入术后，患者疼痛减轻，渗液较前减少，双足仍肿胀，中药予原方加苍术 10g 以苦温燥湿以加强祛湿浊之功。

经中医药结合介入血管成形术，该患者疼痛消失，溃疡处无明显渗液。

【讨论】

中医方面，蔡教授喜用经方治病，如治疗脱疽常用四妙勇安汤、四妙散、芍药甘草汤等，再结合症状辨证施治。本例患者，蔡教授用清热解毒、活血散瘀的脱疽名方四妙勇安汤，辨兼症而加减补肾缩尿之品，用药灵活，随证加减。现代研究证实四妙勇安汤有抗炎抑菌、调节血脂、抑制血栓形成等作用，现代医将其广泛用于周围血管疾病，包括动脉硬化闭塞症、血栓闭塞性脉管炎及糖尿病足等，疗效显著且不良反应小[1]。蔡教授团队通过对四妙勇安汤进行临床研究，证实其具有抗菌、抗炎、提高免疫力、降糖等作用[2]。

介入方面，蔡教授认为微创介入可快速有效解决血管管腔的狭窄及闭塞，是当代治疗血管狭窄的重要手段，中药结合介入腔内治疗，内外结合、标本兼顾，既体现了中医的整体观念，又展现了中西医结合治疗周围血管病的优势。

（郝淑芳　刘文导　黄亚兰）

## ☞ 参考文献

［1］何宝峰，马新换，毕映燕，等.四妙勇安汤药理作用及在周围血管疾病中的临床研究进展［J/OL］.中国中医药信息杂志，2022，（1）：1-4.

［2］王建春，白爽，黄学阳，等.清热解毒法对糖尿病足感染大鼠的影响［J］.广东医学，2015，36（12）：1853-1855.